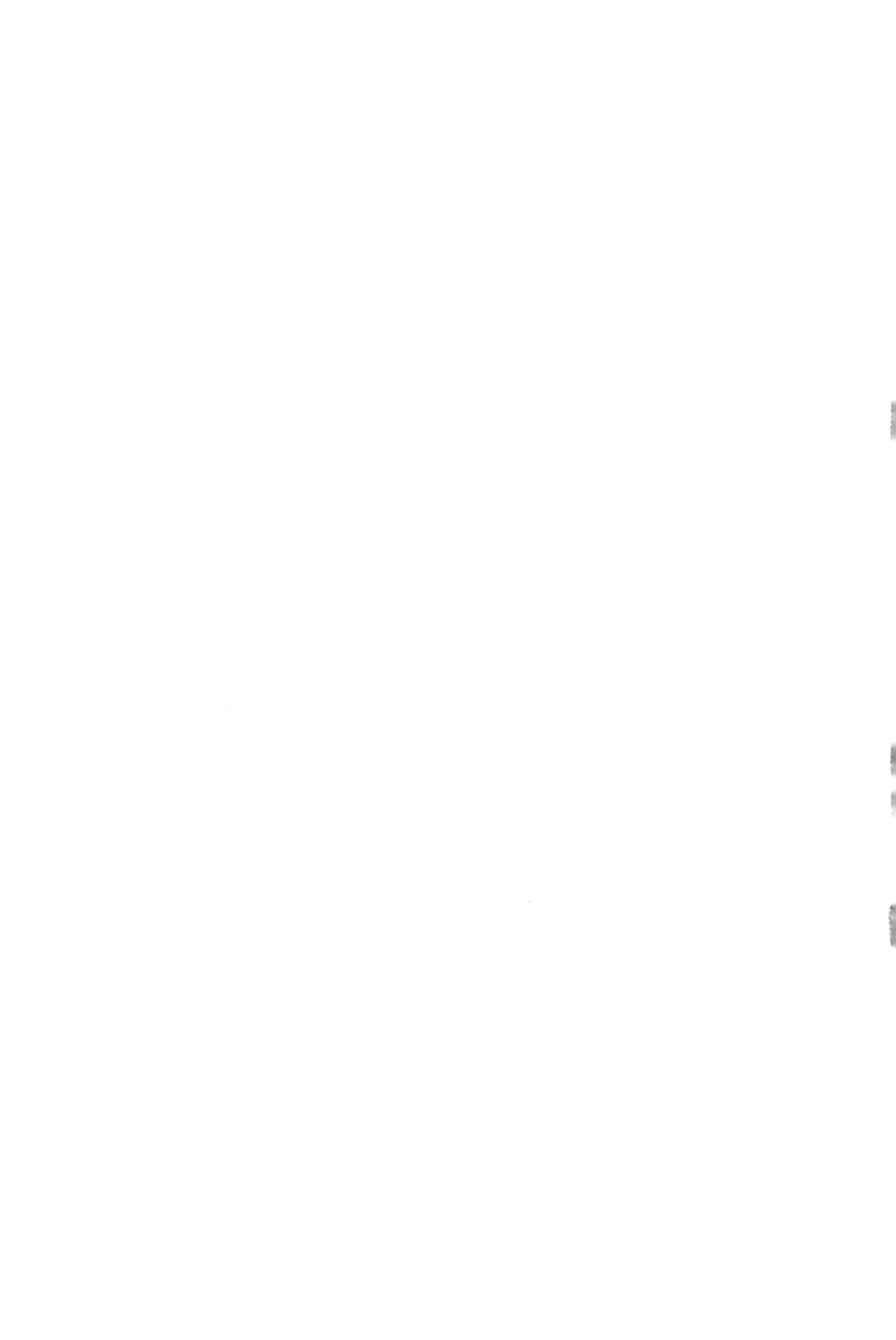

対人関係療法
マスターブック

効果的な治療法の本質

Mizushima Hiroko
水島広子

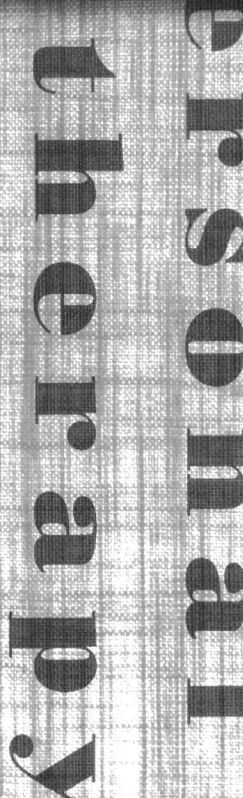

はじめに

　学会の講演など学術的な場で対人関係療法（interpersonal psychotherapy：IPT）を紹介すると，専門家の方たちはだいたい似通った反応を示される。
　第一に，大きな臨床的関心を示してくださる。この関心は，もちろんIPTとしてIPTたらしめている効果のエビデンスによるところも大きいが，同時に，臨床家であれば誰もが感じる親和性によるところも大きいのだと思う。つまり，それまでの自分の臨床において，きわめて自然に，常識的にやってきたことと共通する点が多いのだ。「これなら自分なりに臨床に取り入れることができそうだ」という感想を伝えてくださる方は少なくない。
　第二に，「いったい認知療法とどこが違うのだろう」という疑問もよく呈される。IPTと認知療法ないし認知行動療法（CBT）は，いろいろな意味で似通っている治療法である。治療者の姿勢も似ているし，適用されている対象も似ている。IPTを「対人認知を扱う認知療法」と定義してもかまわないような気すらする，という方もいる。実際には，IPTでは認知に焦点を当てるということはしないので，切り口としては全く異なっている。しかし，働きかけ改善させるところは似ているのだろう。おもしろいもので，IPTの終結期に患者さんに自分の進歩を挙げてもらうと，本来，治療焦点としていた領域に加え，「完璧主義ではなくなった」など認知に関する進歩も目立つ。治療の中では一切焦点化しなかったような領域である。
　IPTとCBTの違いには，その戦略だけでなく，IPTの構造化度の低さもある。NIMH研究[1]では，重度のうつ病患者に対してはIPTの方がCBTよりも効果的であったということが示されているが，これは，うつが

重度で気力・集中力が落ちている患者に対して，より構造化度の低いIPTの方がCBTよりも受け入れやすいということを意味するのかもしれない。

IPTの創始者たちは，治療者のイデオロギーによって治療法を選択するのではなく，患者の特性に合わせて治療法を選ぶべきだと一貫して主張している。この「鑑別治療学」を追求していく中で，IPTとCBTはエビデンス・ベイストな精神療法の双璧として，中核的な存在になっていくだろう。臨床家は治療対象にとってどちらの治療法が適しているのかを知ることができるようになるべきだし，CBTが現在IPTよりもはるかに普及した治療法であるという現状を考えれば，CBTのトレーニングを受けてきた治療者がIPTを学ぶ上で役立つ相違点を明確にしておくべきだろう。

もう一つ，私の印象に強く残っている出来事をご紹介しておきたい。力動的志向を持つ方が多く集まる学会でIPTについて講演したときのことである。聴衆の皆さんは，強い興味を持って熱心に聴いてくださった。それはIPTについて講演するときにはいつものことなので，私は当然のことのように受け止めて帰った。ところが，関係者の方が後日談を教えてくださった。その学会の中心メンバーの間で，「IPTなんて，コンピュータ的な，人の心が通わない治療法だと思っていたけれども，自分たちがやっている仕事にきわめて近いことがわかって一気に興味が高まった」という感想がしきりと交わされているというのである。この感想に，私はとても強い関心を抱いた。ある意味では，これは，現在の日本の（そしておそらく世界の）精神療法についてのとらえ方の一面をよく示したものなのだと思う。つまり，「伝統的な精神療法（主に精神分析的精神療法を意味すると思われる）」と「エビデンスを前面に押し出した精神療法（主に認知行動療法と対人関係療法）」があって，それらは互いに交わるところがない，という理解である。前者の支持者の中には後者を「人間の機微を理解していない。人の心には，エビデンスで割り切れないものがある」と軽蔑する人もいる。しかし，実際にはそんなこともない。IPTも立派に人の心の力動を扱うし（単に無意識に焦

点を当てないだけである），人の心の力動がわからなければIPTを適切に行うこともできない．力動的なトレーニングを受けてきたという経歴は，IPTの実践において，プラスが多いと考えられる（もちろん，IPTを行う上では，プラスアルファのトレーニングが必要になるが）．そのことが知られていないとしたら，IPTは多くの有能な臨床家を逃しているということになる．

　以上の体験を通して，IPTの位置づけを一度きちんと整理してみたい，と私はかねがね思ってきた．なぜIPTはほとんどの臨床家（薬物療法家も含めて）に親和性を感じさせるのか．IPTは他の精神療法とどこが似ていてどこが異なるのか．それらを改めて整理して述べることが，IPTをよりよく理解することにつながるだろう．それが，本書を執筆する動機である．IPTにはきちんとしたマニュアルがあり（『対人関係療法総合ガイド』岩崎学術出版社），そのクイック版もある（『臨床家のための対人関係療法クイックガイド』創元社）．また，日本における臨床の入門者向けにマニュアルの隙間を埋めるために書かれた『臨床家のための対人関係療法入門ガイド』（創元社）も近刊予定である．これらの基本的な文献に加えて，上記のような，専門家「ならでは」の関心と疑問に応えようとしたものが本書である．

　本書では，IPTとは何かについて，第1章では歴史的に総説し，第2章でその概略を改めて整理する．そして第3章では他の精神療法との類似点・相違点からIPTの位置づけを考察する．そして，第4章以降では，IPTの「応用編」の考え方を，さまざまな障害に対する実際の適用例を用いて述べていく．これらを通して，他の精神療法とは違うIPTの本質がどこにあるのか，ということを描き出す一つの試みとなれば幸いである．

【文　献】

1) Elkin I, Shea MT, Watkins JT, Imber SD, Sotsky SM, Collins JF, et al. National Institute of Mental Health Treatment of Depression Collaborative Research Program. General effectiveness of treatments. Arch Gen Psychiatry. 1989 ; 46 (11) : 971-82.

対人関係療法マスターブック　目次

はじめに　3

第1章　IPT の歴史　13

- I　IPT の原点　13
- II　実際の臨床にできるだけ近い治療をデザインする　15
- III　IPT のデザインの開始　17
- IV　対人関係学派からの影響　18
- V　社会適応尺度（SAS）の誕生　20
- VI　維持研究結果の出版　21
- VII　IPT の命名　22
- VIII　NIMH 研究（TDCRP）　23
- IX　オリジナル・マニュアルの出版　25
- X　さまざまな対象への適用　25
- XI　国際的な広がり　26
- XII　最近の文献と学会の組織　27

第2章　IPTの基本的な概念 ──大うつ病へのIPT　31

- I　IPT の基本にある考え方　31
- II　IPT の戦略　32
- III　治療者の姿勢　39
- IV　IPT の技法　41
- V　終結期の役割　45

第3章　IPT と他の精神療法の相違点と共通点　47

- I　認知行動療法（CBT）　47
- II　短期力動的精神療法（STPP）　51
- III　支持的精神療法　57

対人関係療法マスターブック　目次

第4章　対人関係に焦点を当てるということの意味
──PTSD，摂食障害　　61

 Ⅰ　摂食障害　61
 Ⅱ　外傷後ストレス障害（PTSD）　69

第5章　「医原性役割の変化」という考え方
──気分変調性障害，社会不安障害　　75

 Ⅰ　気分変調性障害の症例　77
 Ⅱ　社会不安障害（社会恐怖）の症例　80
 Ⅲ　他の問題領域との関係　84
 Ⅳ　「医原性役割の変化」という概念を利用する
  臨床的メリット　85

第6章　共感と教育の両立──境界性パーソナリティ障害　　89

 Ⅰ　共感の持つ意味　90
 Ⅱ　教育の持つ意味　91
 Ⅲ　症例　93

第7章　対人関係スキルと医学モデルの「矛盾」を考える──反復性うつ病　　107

 Ⅰ　病気に対する脆弱性を認識する　108
 Ⅱ　対人関係は相互作用である　109
 Ⅲ　症例　110

第8章 思春期にIPTを用いることの意味
―― 問題行動も含めた思春期うつ病への応用　117

　Ⅰ　思春期うつ病にIPTを適用する理論的根拠　118
　Ⅱ　思春期うつ病にIPTを適用するメリット　119
　Ⅲ　医学モデルにおける問題行動の扱い方　120
　Ⅳ　症例　121
　Ⅴ　思春期の治療を進めていく上での留意点　122

第9章 IPTの質を損ねる問題　131

　Ⅰ　患者を「適切な方向」に進めたくなる　131
　Ⅱ　パーソナリティを治療焦点としてしまう　134
　Ⅲ　対人関係を「解釈」してしまう　136
　Ⅳ　鋭く「直面化」させてしまう　137
　Ⅴ　治療者が素直なコミュニケーションをしない　138
　Ⅵ　問題のある治療関係を軌道修正しない　139
　Ⅶ　「相手に伝える」ことを道徳のように扱う　139
　Ⅷ　具体論ではなく観念論に陥る　140
　Ⅸ　治療の構造化度を高めすぎる　141
　Ⅹ　その話題が治療焦点と関連している
　　　可能性を検討しない　142
　Ⅺ　「期間限定」にとらわれすぎる　143
　Ⅻ　患者との距離がうまくとれない　145

付　録　神経性大食症用対人関係療法マニュアル　147
　　　　インテイク面接　148
　　　　初　期（通常3〜4セッション）――治療の基礎を作る　151
　　　　中　期（9〜12セッション）　170
　　　　終結期（2〜3セッション）――治療の地固めをする　177

おわりに　183

対人関係療法マスターブック

第1章

IPTの歴史

I IPTの原点

　IPTの歴史は意外に知られていない。ジェラルド・クラーマン（Gerald L. Klerman）やマーナ・ワイスマン（Myrna M. Weissman）らが創始者であるということくらいは知っている人が多くても，どのような必要性に応じて，どのような環境で，どのような意図を持って作られたものなのかを知っている人は少ないだろう。また，IPTが認知行動療法（CBT）に比肩する歴史を持っていることを知っている人も少ないかもしれない。IPTの歴史が案外知られていないことの大きな理由の一つは，普及の始まりが遅かったというその歴史そのものにあるのだが，IPTの歴史には，その本質を知るための多くの情報が含まれていると考える。そこで本章では，IPTの歴史を振り返ってみたい。

　IPTの歴史は1969年にエール大学で始まった，と言ってよいだろう。1969年というのは，エール大学のクラーマンのところにロンドンからユージン・パイケル（Eugene Paykel）が加わって，外来うつ病患者に対する維持治療の研究を始めたときである。

第1章 IPTの歴史

　1969年当時，急性期のうつ病の症状を減じる上での三環系抗うつ薬の効果のエビデンスはすでに強かった。しかし同時に，三環系抗うつ薬による治療の終結後にうつ病が再燃するということも明らかになっていた。薬物療法をどの程度の期間続けるべきか，そして再発予防において精神療法が果たす役割があるのか，ということは明らかになっていなかった。そこでクラーマンらは，うつ病の維持治療（現在の分類では継続治療と呼ぶべきもの）を，三環系抗うつ薬単独で行う場合と，精神療法を併用する場合の効果を比較する研究を計画したのである。

　現在でこそ精神療法と薬物療法は併用することによって最大の効果を示す，ということが当たり前のように語られているが，当時そんな理解はなかった。うつ病に対する精神療法の主流は力動的精神療法だった。精神療法についての研究はごくわずかしか行われておらず，それも行動療法についてのものだけであり，研究の視野も対象数も限られていた。時代としては，アーロン・ベック（Aaron T. Beck）が認知療法のマニュアルを開発している最中であった。

　その時代の精神療法家の中には，薬物療法を行うと患者は精神療法への関心を失うだろうと言っている人もいた。この傾向は，当時ほどではないとはいえ，現在でも残存している。「純粋な」精神療法こそが患者の力をつけるという考え方は，現在にも引き継がれている。これには一面の真実があるのかもしれない。例えば，フランク（Frank）らの維持治療研究[1]では，IPTのみを行った群の方が，IPTとプラセボを併用した群よりも寛解維持期間が長い。服薬という余分な要素がない方が精神療法に集中できるということなのかもしれない。しかし，同じ研究において，最大の効果を示したのはIPTと抗うつ薬の併用であり，その効果は，IPT単独よりも抗うつ薬単独よりも大きかった。確かに薬物療法の併用は患者の集中力を減じるのかもしれないが，薬効がある薬の場合には，精神療法との併用をネガティブにとらえる根拠はないと言える。

薬物療法家の中にも，同様の懸念があった。精神療法で話をさせると患者がかえって取り乱してしまい，それが薬物の効果を損ねるのではないかと考えたのである。この懸念も，一部は現在でも残存していると言えるし，実際に精神療法の種類によっては正しいかもしれない。IPTについては治療が薬物療法の効果を損ねることがないということがデータからも読み取れるが，薬物療法とIPTの相性の良さの根拠は，IPTの「医学モデル」（32ページ）が参考になると思われる。

　いずれにせよ，薬物療法と精神療法を併用すると何が起こるのか，ということがデータ上明らかになっていなかった時代に，クラーマンらはそれを知ろうとしたのである。それが，IPT開発における本当の原点であった。

II 実際の臨床にできるだけ近い治療をデザインする

　クラーマンは当時，コネチカット・メンタルヘルス・センターのセンター長をしており，エール大学医学部でも教えていた。彼は，この維持治療の研究は，実際の臨床にできるだけ近いものであるべきだと思っていた。当時の患者は（そして現在の患者も），一般に精神療法と薬物療法の両方を受けていたので，維持治療試験には精神療法も含まれるべきだと彼は考えた。精神療法についてはそれまでポジティブな効果を示した研究がなかったため，精神療法に効果があるという確信が彼にあったわけではなかった。ただ，それまでの精神療法の臨床試験には，何らかの結論を引き出すのに十分な対象数とデザインを持ったものはなかったため，精神療法を臨床試験において検証すべきだということだけは確信していた。

　臨床試験を計画する際の課題は，まず，どのタイプの精神療法を用いるかを決めて，そこで用いる手法を特定することであった。それは，精神療法家のトレーニングを可能にし，ひいては，治療の均質性と安定性の検証も可能にすることになる。長い間，精神療法は伝達や検証が可能

第1章　IPTの歴史

な技術というよりも芸術のように考えられてきており，それを科学的に定義づけたり検証したりすることは不可能だと思われていた。クラーマンの試みは，この「常識」を覆そうとするものであった。当時すでに認知療法のマニュアル作成に着手していたベックの影響も大きかったと思われる。クラーマンはベックが行っていることに大変感銘を受けていたという。

クラーマンは，臨床試験で用いる精神療法は，うつ病に対する期間限定治療において現実的なものであるべきだと思っていた。この「常識的な」臨床アプローチは，当初は「ハイ・コンタクト（接触が高度な）」と呼ばれたが，それはハイ・コンタクトな「支持的精神療法」と理解して良いものであり，IPTの基本となった（実際には，現在のIPTは支持的精神療法とは異なる。支持的精神療法と現在のIPTの相違については，57ページを参照のこと）。つまり，IPTは，新しい精神療法を開発しようとして作られたものではなく，当時すでに行われていた治療の有効成分をまとめ，トレーニングと検証を可能にしようとして作られたものであると言えるだろう。

この初期の仕事は，3つの原則に基づいて行われた。第一に，精神療法を含めて，すべての治療法の効果を検証し確立するために無作為化比較対照試験（RCT）を行うことが重要であった。第二に，結果を調べるためには，生活の質や社会機能を含めて，広範囲にわたる標準化された評価が必要であった。第三に，治療結果は再現される必要があった。この第三の原則が，IPTの普及を遅らせた最大の理由であるとも言える。クラーマンは，創始者たちの熱意のあるグループ以外のところで結果が繰り返し再現されるまでは，トレーニングプログラムを作ったりIPTを普及させたりすることに関心を示さなかったからである。同じような歴史の長さを持つCBTは，初期のうちから臨床トレーニング機関を作っており，そのことが普及の差につながったとも言える。クラーマンは1992年4月3日に亡くなったが，それもIPTの普及を遅らせること

につながった。

III IPTのデザインの開始

　IPTの開発プロセスが始まり，そのチームは，クラーマンとパイケル（どちらも精神科医），ブリジット・プラソフ（Brigitte Prusoff；エール大学生物統計学部の新卒者），そしてワイスマンで構成されていた。今では世界的に高名なワイスマンであるが，当時は博士号も持っておらず，経験の少ないソーシャルワーカーで，小さな子どもたちを育てているところだったため，週2日しか働けなかったという。

　プロジェクトの拠点であったDepression Research Unitは，こじんまりした，やや荒廃した木造の家を事務所に改造したものであり，コネチカット・メンタルヘルス・センターとエール大学医学部から2ブロックのところにあった。驚くべきことに，クラーマンはメンタルヘルス・センターのセンター長であったにもかかわらず，このプロジェクトのための場所をキャンパス内に確保することができなかったのである。このタイプの研究が，いかに学界で重視されていなかったかという良い証拠である。

　間もなく，建物の反対側に，ハーブ・クレバー（Herb Kleber）博士に率いられたエール大学薬物依存ユニットが参加した。そこで，クラーマン，クレバー，ワイスマンは，メタドンで維持されたアヘン依存患者にIPTを用いる多くの共同研究をした（臨床試験の結果はネガティブであった。薬物乱用・依存は，今までに行われたIPTの臨床試験の中で唯一ネガティブな結果に終わっているものである）。そこに加わった若い精神科医であるブルース・ランスヴィル（Bruce Rounsaville）博士は，1984年に出版されたIPTのオリジナル・マニュアルの第三著者となった。

　チームは精神療法のデザインを始めた。ベックが認知療法を定義づけるやり方に感銘を受けていたクラーマンは，ベックから認知療法の方法を記した約100ページの書類をもらい，それをワイスマンに渡した。そ

して，それと同じことを自分たちの臨床試験の中で用いる「支持的精神療法」に対しても行う必要があると言った。「支持的精神療法」は曖昧な用語であり，ベックが認知療法に対して行ったように，きちんと定義づける必要があるというのがクラーマンの意見であった。

チームのリーダーであったクラーマンは精神科医で，薬物療法も精神療法も行っており，彼の広い視野がチームに大きな影響を与えた。彼はうつ病は基本的には生物学的な疾患であると考えていたが，社会的・対人関係的ストレスが発症と再燃・再発にいかに影響を与えるかということは強く認識していた。彼は「脳の大きな特徴の一つは，それが環境に反応するということである」と言っていた。

彼らが働いていた精神薬理学クリニックでは，標準的な評価方法を用いて，そして患者の臨床経過に従って，診断を下すことがルーチンとなっていた。クラーマンとパイケルは，標準化された評価方法を開発しており，うつ病の発症と再燃におけるライフ・イベントの役割を評価するために対照群を用いていた。パイケルはロンドンでトレーニングを受けた精神科医であったが，「精神療法に対する健全な懐疑心，研究デザインについての優れた知識，そして開かれた心を持っていた」とワイスマンは述べている[2]。

Ⅳ 対人関係学派からの影響

ワイスマンたちは多数の本と論文を読んだが，最も参考になったのは，精神科的疾患における現在の対人関係に焦点を当てたサリヴァン（Sullivan）の仕事[3]であった。サリヴァンは，臨床精神医学を人類学・社会学・社会心理学に結びつけ，精神医学は心だけ，あるいは社会だけを研究するものではなく，人々を，そして人々の間に起こっているプロセスを科学的に研究するものだと考えた。サリヴァンは，他人の対人行動が，人々に感情を引き起こす上で最も重要な出来事を作ると述べている。IPTの開発においては，患者が置かれた環境と患者との関係を大

きく強調したアドルフ・マイヤー（Adolf Meyer）の考えからも大きな影響を受けた。精神科的障害を理解する上でのマイヤーの心理生物学的アプローチは患者の現在の心理社会的・対人関係的体験を大いに強調しており，精神分析が過去と精神内界に焦点を当てることとは対照的であった。マイヤーやサリヴァンが創始した対人関係アプローチでは，観察および治療的介入の単位は一次的社会集団であり，患者と一人以上の重要な他者（significant other(s)）との直接の関わりである。IPTを開発する際には，ボウルビー（Bowlby）の理論からも影響を受けている。ボウルビーは，人は強い愛着（attachment）の絆を作るものであり，それらの絆からの分離や分離の怖れが，感情的な苦悩やうつを引き起こすと述べている。

　IPTがうつ病を理解して治療する際に対人関係的・社会的因子を重視するのは，フロム‐ライヒマン（Fromm-Reichmann），コーエン（Cohen）ら，アリエティ（Arieti）とベンポラッド（Bemporad）など，他の多くの臨床家の仕事にも基づいている。また，クラーマンやパイケルら自身の研究の結果にも由来している。1969年に発表されたパイケルらの研究[4]では，ストレスの強い6カ月間のライフ・イベントの後にはうつ病が生じるリスクが6倍に増加することが明らかになった。そして，うつ病の前に最もよく見られた出来事は夫婦間の不和であった。ライフ・イベントについてのこの研究は，サリヴァン，マイヤー，ボウルビーの理論的記述と一致していた。

　「精神療法（ハイ・コンタクト）のマニュアルの第一稿を準備する際に，私たちは治療の用量と頻度，そしてIPTの最初の時期となる診断のプロセスを決めることから始めることにした」とワイスマンは述べている[2]。そこには，診断的評価も含まれた。精神科的病歴，患者がうつ病・症状・治療の選択肢について受けた教育，現在の患者の生活における重要な人々についての質問項目，「病者の役割」（33ページ参照），症状と対人関係状況の関連づけ，うつ病エピソードの発症と関連した問題領域の選

択である。これはそのまま現在の IPT の初期になっている。IPT の中心的な特徴である問題領域は，ライフ・イベントの研究から自然に決められた。

　基本的な仮説は，うつ病エピソードの発症および再発と，そのときの患者の社会的関係や対人関係の間には関連があるというものであった。チームはマニュアルの開発のために毎週ミーティングを行い，症例を検討し，治療をどのように，そしてどの順序で行うか，というシナリオを開発した。その際に注意したのは，治療者間の均質性を確保できるようなトレーニングができるように，方法を特定することであった。

V 社会適応尺度（SAS）の誕生

　維持研究を始める前にもう一つ行わなければならなかったことは，精神療法の効果の評価についてであった。クラーマンは，薬物によって患者の睡眠や食欲は改善するだろうが，夫婦関係などは改善されないだろうと考えており，そこに精神療法が効果を示すのではないかと感じていた。そこで次の課題は，社会機能尺度を作ることとなった。

　ワイスマンとパイケルは社会機能尺度の文献のレビューを行ったが，それまで用いられたことのある社会機能尺度は，彼らが対象とする患者，つまり，主に中年で，大きな拡大家族出身の，既婚で子どものいる女性の重要な機能領域をとらえることができないということを見いだした。そこでワイスマンらは，いくつかの尺度から少しずつを採用し，結婚生活・子どもとの関係・家族・拡大家族における機能についての評価尺度を開発した。それに対してクラーマンは，その尺度の妥当性を検証しなければならないと言い，それは実行に移された。

　そのときに開発された評価尺度が，社会適応尺度（Social Adjustment Scale：SAS）であり，その後自記式のもの（SAS-SR）になった。現在ではとても広く用いられている（日本語訳：生活スタイル調査票）。SAS は，うつ病の女性についての本の中で 1974 年に初めて出版された。女性の

権利運動も追い風となり，女性の健康への関心への高まりが起こり始めていた時期でもあった。

今では社会機能を評価するために一般的に用いられているSASは，IPTを開発する一連の流れの中で作られたものであったのだ。

VI 維持研究結果の出版

このときの維持研究の結果は，1974年に初めて出版された*[5]。

この研究は，4～6週のアミトリプチリン治療に反応した150人の急性うつ病患者を対象として行われた。患者は「ハイ・コンタクト」（週1回1時間）か「ロー・コンタクト」（月1回15分間）の精神療法に振り分けられ，それらの2つのグループはさらにアミトリプチリン（100～150mg／日），プラセボ，薬なしに分けられた。対象は女性に限られ，全員ではないが，ほとんどが，非精神病性の大うつ病であった。治療期間は8カ月間であった。

この研究で用いられたIPTの初期のバージョンは，個人セッションからなり，その性質は主に支持的で，「今ここで」を強調し，患者の現在の問題と対人関係に焦点を当てたものだった。患者は，家族との関係や社会的な関係において非適応的なパターンを見つけ，より適応的な反応ができるようになるように援助された。治療を定義したマニュアルの草稿は作られたが，この時点ではまだIPTとは呼ばれていなかった。治療はその量と目標を明らかにされ，トレーニングとスーパービジョンによって，治療者間の同等性が保証できるよう努力がなされた。

維持アミトリプチリン治療は，精神療法の有無に関わらず，プラセボと薬なしに比べて再燃を予防する上で有意に高い効果を示した（p<.05）。

---

* その後整理された定義（107ページ参照）によれば，この研究で行われた治療は，「維持治療（患者が寛解し少なくとも6カ月間無症状でいた後に行われるもの。再発予防が目的）」ではなく「継続治療（急性期の寛解後に続けて行われるもの。再燃予防が目的）」と呼ぶべきデザインのものである。しかし，1974年の論文においても，またワイスマンが2006年にIPTの歴史を振り返って書いたレビュー論文[2]でも，この研究は「維持治療」と呼ばれている。従って，IPTの歴史に敬意を表し，本章ではこの研究を「維持治療」と呼ぶことにする。

アミトリプチリンと「ハイ・コンタクト」の併用はアミトリプチリン単独よりも再燃抑制効果があるとは言えなかったが，プラセボなしの「ハイ・コンタクト」は，「ハイ・コンタクト」あるいは「ロー・コンタクト」とアミトリプチリンの併用とほぼ同じ効果を示した。抗うつ薬とIPTの間にはネガティブな相互作用は見られず，それが前述した疑問に答えることになった。

　この維持治療研究の結果，薬は再燃を防ぎ，精神療法（「ハイ・コンタクト」）は社会機能を改善することが見いだされた。なお，1974年に発表された論文でのワイスマンの肩書きはM.S.W.（医療ソーシャルワーカー）となっている。維持治療1年後のフォローアップ研究が，エール大学でのワイスマンの疫学の学位論文になった。

Ⅶ IPTの命名

　最初の維持治療研究で「ハイ・コンタクト」の効果が示された後，クラーマンらは治療法をより詳しく記述し，それを「対人関係療法（IPT）」と名づけた。

　そして，薬物単独，IPT単独，組み合わせ治療の急性期の治療試験をデザインした。それが，ボストン-ニューヘイヴン研究である。急性うつ病の治療法としてのIPTの効果の最初の検証は，81名の大うつ病の外来患者を対象とした，4群に分類した16週間の無作為化比較対照試験（RCT）であり，IPT，アミトリプチリン，その組み合わせ，不定期の対照治療を比較したものである[6,7]。

　結果の分析からは，IPT単独とアミトリプチリン単独は，不定期の対照治療よりも症状を減ずる効果が高く，アミトリプチリンとIPTを組み合わせた治療はそれぞれの治療を単独で行った場合よりも効果があった。これは，急性期の治療において，精神療法と薬物療法を組み合わせた方が単独治療よりも有利であることを示した多数の研究の一つである。治療終了時までにはIPTとアミトリプチリンの間に症状減少の有

意差は見られなかったが，アミトリプチリンの好ましい効果の方が早く現れた。他方，IPTとアミトリプチリンは異なる症状群に優先的に効果を示した。薬はうつ病の身体関連の症状に最初の効果を示し，IPTは気分，無感情，自殺念慮，仕事，興味に主に効果を示した。急性期の治療の終わりには，治療群間で社会的機能の有意な違いはなかった。

1年後の自然経過を見たフォローアップ[8]では，多くの患者が短期のIPTから得たメリットを維持していた。IPTを受けた患者は，投薬の有無にかかわらず，1年の経過中に有意に心理社会的機能を改善させていた。社会的機能に対するこの効果はアミトリプチリンのみの群には見られず，16週間の治療終了の時点ではIPTを受けた群においても明らかになっていなかったものである。IPTによる心理社会的機能の改善が治療終結後も続くということは他の研究においても示されている。IPTで学んだ対人関係スキルを実生活で試して実力にしていくには，その後の年月が必要なのであろう。

なお，すべての治療群における多くの患者が，フォローアップの1年間に追加の治療を必要としたと報告した。これは，急性期の治療だけでは持続した効果には不十分であるということを示唆しているが，現在では広く認識され，維持治療の重要性が知られている。

Ⅷ NIMH研究（TDCRP）

急性期研究のポジティブな結果，そして特に薬物と精神療法の組み合わせが最も効果的な治療であるという所見は，NIMHによる多施設共同治療研究[9]につながった。その研究では，急性期治療として，薬物療法，CBT，IPTが検証された。このNIMHの多施設共同うつ病治療研究プログラム（NIMH TDCRP）は，今日までに行われた中で最も野心的な急性期治療研究である。NIMHが多施設において行った初めての精神療法研究であり，またIPTとCBTをうつ病の治療法として初めて直接比較したものだった。この研究では，250名のうつ病外来患者が，

第1章　IPTの歴史

無作為に，イミプラミン，IPT，CBT，プラセボのいずれかに割り当てられて16週間の治療を受けた。

　IPTとCBTにとっても，この研究は重要な意味を持った。それは，各々の治療法が開発された場所を離れて用いられた初めての機会であった。IPTとCBTの創始者たちは，TDCRPのために治療チームのトレーニングをしたが，研究の現場には，それぞれが創始された中心地（IPTはニューイングランド，CBTはフィラデルフィア）を取り巻く独特の雰囲気が欠けていた。この研究は，したがって，IPTとCBTを他の場所に効果的に伝えることができるかということを試すものになった。

　それぞれの治療法を定義づけるためのマニュアルが用いられ，独立した遵守モニターがセッションのテープを評価し，治療者が適切に治療を行ったかどうかを確かめた。イミプラミンとプラセボには臨床マネジメントがそれぞれ行われ，薬物療法においては積極的な精神療法が行われていないということが保証された。治療セッションはテープに録音され，治療法が遵守されていることを確認するためにモニターされた。

　IPTは各治療法の中では最も脱落率が低かった。症状の軽い患者（ハミルトン抑うつ評価尺度スコアが19以下）は，プラセボ群も含めて，すべての治療法で有意差なく改善した。軽度の抑うつ患者にはすべての治療法が同じように効いたので，治療法間には全体的に違いが見いだされなかったのである（つまり，これをもって，IPTやCBTに効果があると結論づけることはできない）。

　しかし，より重度の抑うつ患者（ハミルトン抑うつ評価尺度スコアが20以上）では，違いが現れた。イミプラミン群が最も早く反応し，プラセボ群よりも一貫して優位であった。IPT群はいくつかの効果尺度でイミプラミン群に匹敵し，プラセボ群よりも平均の結果が優位であった。一方，CBT群は改善が中間レベルであり，プラセボ群よりも統計学的に優位ではなかった。

Ⅸ オリジナル・マニュアルの出版

　前述したように，クラーマンは，創始者たちの熱意のあるグループ以外のところで結果が再現されるまでは，トレーニングプログラムを作ったりIPTを普及させたりするための努力をしなかった。創始者たちのカリスマ性や「オーラ」を離れても効果を示して初めて，その「治療法」は効果がある，と言えるのだと信じていたからであった。クラーマンらの研究グループ以外のところでIPTの効果が示されたため，彼らは最初のIPTマニュアルを1984年に出版した[10]（Interpersonal Psychotherapy of Depression：邦訳『うつ病の対人関係療法』岩崎学術出版社）。ランスヴィル博士と，心理士であるイブ・シェヴロン（Eve Chevron）は，NIMH共同研究のためのIPT治療トレーニングプログラムを開発する上での中心であり，出版のためにマニュアルをまとめる作業に参加した。

　オリジナル・マニュアルの日本語訳はすでに絶版になってしまったが，実際のIPTマニュアルは第2部以降にあり，第1部はうつ病と対人関係アプローチについての網羅的な学術書という色彩が強いもので，今日でも大変勉強になる内容である。IPTの創始者たちがどれほど幅広い知識と見識を持っていたかをよく物語るものだと言えよう。

Ⅹ さまざまな対象への適用

　オリジナル・マニュアルが出版された後に，思春期[11]，高齢者[12]，認知障害を持つ高齢者[13]，妊娠中[14]および産後[15]の女性，流産後の女性[16]，身体疾患患者[17]，プライマリケアにおける抑うつ患者[18]，発展途上国におけるうつ病[19]に対して，そして反復性うつ病患者に対する維持治療[20]として，また，双極性障害[21]，摂食障害[22, 23]，不安障害[24, 25]，境界性パーソナリティ障害などに対して，多数の修正と研究が行われた。修正には，グループ治療（IPT-G）[23]，夫婦同席治療，電話IPTという，フォーマットの修正も含まれている。グループ療法については，どのグループ

にも共通する凝集性などのプラスの要素の他に，IPTの場合には「対人関係の実験室」として位置づけられるというメリットがある。セルフヘルプ用に患者ガイド[26,27]も出版された。また，メンタルヘルスの専門家でない医療者が軽度の抑うつ患者を治療するための簡易版「対人関係カウンセリング（IPC）」も1986年にはマニュアル化されている。IPTの効果についてのエビデンスはさまざまで，うつ病（急性期治療，維持治療ともに）や摂食障害のように強いものもあれば，パイロット研究レベルで有望なものもあり，薬物乱用についてはネガティブで，いくつかの新しい適用については未検証である。

臨床研究の分野では早くから知られていたIPTであるが，その研究志向ゆえにトレーニングのハードルも高く，一般臨床家の間に普及し始めたのは1992年にクラーマンが亡くなった後になってからである。クラーマンは1992年の4月に亡くなったが，このことがIPTの普及をさらに遅らせたと言われている。しかし，1995年には米国の消費者ガイドで支持され，今では，プライマリケア医師向けのうつ病治療ガイドラインや米国精神医学会（APA）のうつ病の治療ガイドラインでも有効な治療法として位置づけられている。その他のいくつかの国でも，公的な治療ガイドラインに採用されている。

XI 国際的な広がり

他国で開発された精神療法を導入する際には，その適否を文化という観点から考える必要がある。IPTは米国で開発された精神療法であり，対人関係という文化的な影響の強い領域に焦点を当てるものであるため，導入に当たっては当然文化的なことを考える必要がある。IPTは，他の文化圏への適用に成功してきた精神療法であると言える。オリジナル・マニュアルは，日本語，イタリア語，ドイツ語，フランス語に翻訳された。米国内でも，アフリカ系やヒスパニックの人たちに効果を示してきたが，米国外でも，オーストラリア，オーストリア，ブラジ

ル，チェコ，エチオピア，フィンランド，フランス，ドイツ，ゴア，ギリシャ，ハンガリー，アイスランド，イタリア，アイルランド，日本，オランダ，ニュージーランド，ノルウェー，ルーマニア，スペイン，スウェーデン，スイス，タイ，トルコ，ウガンダ，英国などにおいてIPTのトレーニングが行われてきた。特に目を引くのはウガンダ，エチオピアといったアフリカの国々における活用である。ウガンダにおけるグループIPTの有意な効果についてはボルトン（Bolton）ら[19]が発表しているが，IPTを多様な文化圏に適用することの容易さは，IPTの問題領域（「悲哀」「対人関係上の役割をめぐる不和」「役割の変化」など）が，文化圏を超えた，本質的で普遍的なものであることを反映していると考えられる。コミュニケーション分析などの技法においては若干の修正を必要とするが（例えばウガンダでは妻が夫に直接不満を言うのは御法度であるが，まずい料理を作ることでその気持ちを表現するという習慣があるので，それを利用する），戦略そのものに修正は必要がない，というのが今日までに得られてきた結論である。日本でも臨床的には大変良い成果を出してきたが，ここのところ知名度も上がり，厚生労働科学研究で効果判定の対象ともなり，ようやく全国的に専門家の育成も始まって，今後ますます有望な精神療法であると言える。

XII 最近の文献と学会の組織

オリジナル・マニュアル出版後の進歩が著しかったため，ワイスマンと，クラーマンから最後のトレーニングを受けた精神科医ジョン・マーコウィッツ（John C. Markowitz）博士は，オリジナル・マニュアルの改訂版である Comprehensive Guide to Interpersonal Psychotherapy[28]（邦訳『対人関係療法総合ガイド』岩崎学術出版社）を2000年に出版した。その序文には「（オリジナル・マニュアル出版）以来，IPTは成長産業となっている。その結果，その本の控えめな改訂として始まったものが，総合ガイドにまで成熟することになった」と書かれているが，オリジナル・マ

第1章　IPTの歴史

ニュアルの内容は改訂版の第一部に収められ，その後の進歩が一目瞭然である．総合ガイドの著者は，ワイスマン，マーコウィッツ，クラーマンとなっている．2000年の時点ではもちろんクラーマンはすでに亡くなっていたが，「彼の死後何年たっても，IPTに与えている彼の影響は幅広い．この治療への彼の貢献に敬意を表して，私たちは，すでに亡くなっている彼を本書の著者とすることを誇らしく思う」とワイスマンらは述べている．

マニュアルがより詳細に充実したものになる一方，私自身も国外の薬物療法の専門家などから「IPTは，やり方さえわかれば役に立ちそうなのに，学ぶ場所がよくわからないし忙しい」という声を聞いてきた．そのような声に応えて，忙しい臨床家のための簡易版マニュアルClinician's Quick Guide to Interpersonal Psychotherapy[29]（邦訳『臨床家のための対人関係療法クイックガイド』創元社）が2007年に出版された．

IPTについてはAPA（米国精神医学会）の年次総会の際に集まりが持たれてきたが，国際的な発展に伴い，国際的な学術団体であるInternational Society for Interpersonal Psychotherapy（ISIPT）が組織され，臨床家・研究者の交流が行われている．IPTについての最新情報は，ISIPTのウェブサイト（http://www.interpersonalpsychotherapy.org/）で得ることができる．

＊本章を執筆するに当たっては，ワイスマン博士に題材の多くをいただいたことに感謝する．

【文　献】
1) Frank E, Kupfer DJ, Perel JM, Cornes C, Jarrett DB, Mallinger AG et al. Three-year outcomes for maintenance therapies in recurrent depression. Arch Gen Psychiatry. 1990 ; 47(12) : 1093-9.
2) Weissman MM. A brief history of interpersonal psychotherapy. Psychiatric Annals. 2006 ; 36(8) : 553-7.

3) Sullivan HS. The interpersonal theory of psychiatry. New York: W. W. Norton; 1953.
4) Paykel ES, Myers JK, Dienelt MN, Klerman GL, Lindenthal JJ, Pepper MP. Life events and depression. A controlled study. Arch Gen Psychiatry. 1969 ; 21(6) : 753-60.
5) Klerman GL, Dimascio A, Weissman M, Prusoff B, Paykel ES. Treatment of depression by drugs and psychotherapy. Am J Psychiatry. 1974 ; 131(2) : 186-91.
6) DiMascio A, Weissman MM, Prusoff BA, Neu C, Zwilling M, Klerman GL. Differential symptom reduction by drugs and psychotherapy in acute depression. Arch Gen Psychiatry. 1979 ; 36(13) : 1450-6.
7) Weissman MM, Prusoff BA, Dimascio A, Neu C, Goklaney M, Klerman GL. The efficacy of drugs and psychotherapy in the treatment of acute depressive episodes. Am J Psychiatry. 1979 ; 136(4B) : 555-8.
8) Weissman MM, Klerman GL, Prusoff BA, Sholomskas D, Padian N. Depressed outpatients. Results one year after treatment with drugs and/or interpersonal psychotherapy. Arch Gen Psychiatry. 1981 ; 38(1) : 51-5.
9) Elkin I, Shea MT, Watkins JT, Imber SD, Sotsky SM, Collins JF et al. National Institute of Mental Health Treatment of Depression Collaborative Research Program. General effectiveness of treatments. Arch Gen Psychiatry. 1989 ; 46(11) : 971-82.
10) Klerman GL, Weissman MM, Rounsaville BJ, Chevron ES. Interpersonal psychotherapy of depression. New York : Basic Books ; 1984.
11) Mufson L, Dorta KP, Moreau D, Weissman MM. Interpersonal psychotherapy for depressed adolescents - 2nd ed. New York : Guilford Press ; 2004.
12) Hinrichsen GA, Clougherty KF. Interpersonal psychotherapy for depressed older adults. Washington, DC : American Psychological Association ; 2006.
13) Miller MD, Richards V, Zuckoff A, Martire LM, Morse J, Frank E, Reynolds III CF. A model for modifying interpersonal psychotherapy (IPT) for depressed elders with cognitive impairment. Clinical Gerontologist 2006 ; 30(2) : 79-101.
14) Spinelli MG, Endicott J. Controlled clinical trial of interpersonal psychotherapy versus parenting education program for depressed pregnant women. Am J Psychiatry. 2003 ; 160(3) : 555-62.
15) O'Hara MW, Stuart S, Gorman LL, Wenzel A. Efficacy of interpersonal psychotherapy for postpartum depression. Arch Gen Psychiatry. 2000 ; 57(11) : 1039-45.
16) Neugebauer R, Kline J, Bleiberg K, Baxi L, Markowitz JC, Rosing M et al. Preliminary open trial of interpersonal counseling for subsyndromal depression following miscarriage. Depress Anxiety. 2007 ; 24(3) : 219-22.
17) Markowitz JC, Kocsis JH, Fishman B, Spielman LA, Jacobsberg LB, Frances AJ et al. Treatment of depressive symptoms in human immunodeficiency virus-positive patients. Arch Gen Psychiatry. 1998 ; 55(5): 452-7.
18) Bruce ML, Ten Have TR, Reynolds CF, 3rd, Katz II, Schulberg HC, Mulsant BH et al. Reducing suicidal ideation and depressive symptoms in depressed older primary care patients : a randomized controlled trial. JAMA. 2004 ; 291 (9) : 1081-91.

19) Bolton P, Bass J, Neugebauer R, Verdeli H, Clougherty KF, Wickramaratne P et al. Group interpersonal psychotherapy for depression in rural Uganda : a randomized controlled trial. JAMA. 2003 ; 289(23) : 3117-24.

20) Frank E, Kupfer DJ, Buysse DJ, Swartz HA, Pilkonis PA, Houck PR et al. Randomized trial of weekly, twice-monthly, and monthly interpersonal psychotherapy as maintenance treatment for women with recurrent depression. Am J Psychiatry. 2007 ; 164(5) : 761-7.

21) Frank E. Treating bipolar disorder : A clinician's guide to interpersonal and social rhythm therapy. New York : Guilford Press ; 2005.

22) Fairburn CG, Norman PA, Welch SL, O'Connor ME, Doll HA, Peveler RC. A prospective study of outcome in bulimia nervosa and the long-term effects of three psychological treatments. Arch Gen Psychiatry. 1995 ; 52(4) : 304-12.

23) Wilfley DE, MacKenzie KR, Welch RR, Ayres VE, Weissman MM. Interpersonal psychotherapy for group. New York : Basic Books ; 2000.

24) Bleiberg KL, Markowitz JC. A pilot study of interpersonal psychotherapy for posttraumatic stress disorder. Am J Psychiatry. 2005 ; 162(1) : 181-3.

25) Lipsitz JD, Gur M, Miller NL, Forand N, Vermes D, Fyer AJ. An open pilot study of interpersonal psychotherapy for panic disorder (IPT-PD). J Nerv Ment Dis. 2006 ; 194(6) : 440-5.

26) Weissman MM. Mastering depression through interpersonal psychotherapy : Patient workbook. New York : Oxford University Press ; 2005.

27) Weissman MM. Mastering depression through inteprersonal psychotherapy : Monitoring forms. New York : Oxford University Press ; 2005.

28) Weissman MM, Markowitz JC, Klerman GL. Comprehensive guide to interpersonal psychotherapy. New York : Basic Books ; 2000.

29) Weissman MM, Markowitz JC, Klerman GL. Clinician's quick guide to interpersonal psychotherapy. New York : Oxford University Press ; 2007.

IPTの基本的な概念
大うつ病へのIPT

Ⅰ IPTの基本にある考え方

　第1章で開発の歴史を述べたが，IPTは，病気の原因について何ら仮説を立てず，患者が何をきっかけにして発症することが多いのかという観察に基づき，すでに行われている治療の有効な部分を体系化しようとして作られたものである。精神科的障害は，その原因がどれほど多元的であろうと，通常は何らかの対人関係状況の中で起こるものであり，発症，治療への反応，転帰は，うつ病患者と「重要な他者（significant other(s)）」との間の対人関係に影響を受ける。また，社会的役割と精神病理との関係は双方向で生じるものであり，社会的役割の障害が疾病のきっかけになると同時に，疾病によって社会的役割が障害される。

　このような根拠に基づき，IPTでは重要な他者（significant other(s)）との「現在の」関係に焦点を当て，症状と対人関係問題の関連を理解し，対人関係問題に対処する方法を見つけることで症状に対処できるようになることを目指す。第3章で詳述するが，IPTはCBTとは異なり，認知そのものには焦点を当てない。非適応的な認知は病気の症状と

して理解し，治療の中では，現在進行中の対人関係上の出来事と，それに伴う感情との関連に直接焦点を当てていく。

II IPTの戦略

IPTの特徴はその治療戦略にある。治療戦略はマニュアル化されており，初期・中期・終結期それぞれの課題が規定されている。IPTの戦略は，主に，医学モデルを採用すること，4つの問題領域のいずれか1つか2つを選んで治療焦点とすること，期間限定治療という枠組みを活用すること，がある。なお，大うつ病に対するIPTの急性期治療の進め方の全体を図にまとめる。治療の進め方についての詳細は，「対人関係療法総合ガイド」などのマニュアルをご参照いただきたい。

1．医学モデル

IPTでは医学モデルを採用している。つまり，患者は病気であり，病

初期（3～4セッション）
・診断とIPTへの適合性の判断
・主要な問題領域の決定
・治療契約

中期──問題領域に取り組む（9～10セッション）
・悲哀
・対人関係上の役割をめぐる不和
・役割の変化
・対人関係の欠如

終結期──以下のまとめ（2～3セッション）
抑うつ症状の変化
対人関係の変化
注意すべき兆候や状況
追加治療の必要性

図　大うつ病に対するIPTの急性期治療の概要　毎週のセッション（約50分間）

気は治すことができる，という考え方である。医学モデルを明確にするために，患者に「病者の役割」（Parsons）を与えることも重要な戦略の一つである。病気とは単なる状態ではなく，病気であることが一つの社会的役割になるという考え方である。通常の社会的義務，ある種の責任が免除される代わりに，治療者に協力する義務などが生まれる。このことが患者の罪悪感を減じ，治るという希望を持たせることになる。周囲に向けても，「病者の役割」を明確にすることによって，対人関係に好ましい影響を与える。医学モデルを用いることは，薬物療法との併用も容易にする。

　医学モデルについて表明される違和感の中には，病気をただ治すという考え方では人間としての成長がないではないか，というものもある。実際には，IPT によって人間的な成長は可能である。自分の気持ちを明確化し，自分が相手に期待することを整理し，それを相手が実現可能な形で伝え，人生を切り開いていく（現実的な限界を知ることも含めて），ということは，人間としての「成長」に他ならないからである。

　その他，医学モデルに対して批判的な意見の中には，「医学モデルはもとの状態に戻すことを目指しているが，もとの状態に無理があったので患者は病気になったのではないか」というものがある。もとの状態に無理があったので病気になった，という点は私も賛成である。そして，IPT が治療を通して患者に与えるスキルは，まさにもとの状態に潜在していた「無理」を是正し，より適応的な生活が送れるようにするという性質のものである。

　これらの点を考慮に入れた上でも敢えて IPT が医学モデルを強調するのは，ひとえに，患者の罪悪感を減じるためであると言える（もちろんうつ病は病気であるという科学的理解にも基づいているが）。うつ病をはじめ，IPT が有効である障害群の患者は，ただでさえ罪悪感を強く抱いており，苦しんでいるのは自分のせいだと思っている。そういう患者に，「これは病気なのであって，自分のせいではない」と伝えることは，

患者の罪悪感を減じる効果がある。罪悪感にいつまでもとらわれていると，回復に向けての有効な行動を起こせなくなってしまう。IPTでは，医学モデルを強調することによって，患者がやるべきこと（すなわち「病者の役割」）を明確にし，それを実行に移せる環境を作ると言うことができる。

2. IPT の 4 つの問題領域

焦点を当てる対人関係については，4つの問題領域「悲哀」「対人関係上の役割をめぐる不和」「役割の変化」「対人関係の欠如」のうち1つか2つを選んで取り組む。IPTはもともと大うつ病の治療法として開発されたものであり，問題領域を決めるに当たっては，人が大うつ病になる直前に何が起こっているか，というライフ・イベントについての研究結果をデータとしている。これらのデータは，サリヴァン，マイヤー，ボウルビーの理論にも一致しているというのは第1章で述べた通りである。

問題領域について注意すべきことは，それが患者についての「解釈」を目的としたものではない，ということである。治療の焦点とする問題領域は，うつ病の発症に最も関連しており，期間限定治療という枠組みの中で変化させることができるもの，という観点から選ぶ。

4つの問題領域は，互いに排他的なものでもなければ，包括的なものでもない。近年では「悲哀」「対人関係上の役割をめぐる不和」「役割の変化」のいずれも該当しない患者のみ「対人関係の欠如」を採用する，という流れになっている（摂食障害に対するグループIPTは例外）ので，いずれの領域も当てはまらないという症例は事実上存在しないが，複数の領域を併せ持つ症例は多い。しかし，短期治療において焦点を当てられるのはせいぜい1つか2つである。3つ以上を選んでしまうと，結果として何も選んでいないのと同じことになってしまう。

問題領域を途中で変えることは，それが適切であれば可能である。た

だし，治療契約は問題領域とそれに伴う目標について明らかな合意を得た上で結ばれるものなので，問題領域が変わる場合には，改めて明らかな合意を得る必要がある。

　長期にわたる維持治療においては，問題領域は時の経過とともに移り変わってよい。

　それぞれの問題領域への取り組みについて，詳しくは「対人関係療法総合ガイド」などに書かれているが，ここでは，本書の趣旨に照らし，IPT らしさをより明らかにすることを試みる。

3．悲哀

「悲哀」は，IPT では「死による喪失」のみを扱う。それ以外の別離や機能の喪失は，「役割の変化」として扱われる（つまり，「悲哀」というのは，「役割の変化」の極端な形という位置づけになる）。「悲哀」は，対象喪失後の喪の作業（mourning work）がうまく進まずに異常な悲哀（遅延した悲哀，歪んだ悲哀）となっている場合に問題領域として選ばれる。治療戦略は，対象喪失後の患者の感情を表現させ，失った人との関係を再構築することによって，新たな愛着や活動を始められるようにすることである。

「悲哀」は，あまり典型的な IPT と感じられないかもしれない。というのも，グリーフ・ワークと呼ばれるものは，たいていが同じ課題に取り組んでいるからである。「悲哀」が IPT の問題領域に含まれていることは，もちろんそれがうつ病の発症のきっかけになるからであるが，同時に，IPT の重要な側面を描き出していると思う。一つは，IPT が感情を扱う治療だということである。「積極的な」「短期の」治療法，という性質からは，治療者が患者にじっくりとつき合うというイメージはわきにくいかもしれない。ところが，IPT で，特に「悲哀」を問題領域とする場合には，治療者は頻繁な沈黙に寄り添い，患者の感情が表現され位置づけられるのを待つ，という機会が少なくない。未熟な IPT 治療者

の問題点としてしばしば指摘されるのは、そのような「待ち」ができないということである。

もう一つ、IPTは対象喪失を扱う治療法であるということも言えるだろう。IPTは精神分析と異なり無意識を扱うことはしないが（第3章参照）、対象喪失に伴う罪悪感や怒りなどの感情を扱うことはIPTの本領とも言える。それを精神分析的に解釈することなく、あくまでも、感情と対人関係の関連というIPT的な枠組みで扱っていくのであるが、患者の感情を治療的に扱うことは、IPT治療者に必要とされる要件であると言える。

なお、さらにIPTらしい点としては、「新たな愛着や活動を始める」ところも援助する、ということが挙げられるだろう。IPTはあくまでも「現在の」対人関係に焦点を当てる治療法だからである。「悲哀」は過去のことではないか、という質問を受けることがあるが、そういうことではない。異常な悲哀が現在の対人関係にどのような影響を与えているかを考えれば一目瞭然であるが、異常な悲哀にとらわれるあまり、現実生活が空洞化しているのである。従って、感情を扱って喪のプロセスを促進することも、すべては現在の人間関係の充実のため、ということになる。喪のプロセスを促進するだけで自然と現在の生活における活動性が上がる人もいるが、長い間の「悲哀」を抱えていた人や、もともと対人関係スキルが低く亡くなった人が唯一の親しい人だった、というような場合には、現在の生活に注目し、新たな人間関係や活動を始めるという現実的な課題も援助していくことが必要になる。

4. 対人関係上の役割をめぐる不和

「対人関係上の役割をめぐる不和」は、対人関係上の役割期待にずれがあって解決していない場合に問題領域として選ばれる。不和には、①再交渉（互いのずれに気づいて積極的に変化をもたらそうとしている段階）、②行き詰まり（互いのずれに関する交渉をやめて沈黙している段階）、③離別

（不和が取り返しのつかないところまできているが，別れるためには何らかのサポートが必要な段階）の3つの段階があり，治療者は不和がいずれの段階にあるかを見極めて治療を行う。戦略としては，再交渉の段階では問題解決を促進するよう関係者たちを落ち着かせ，行き詰まりの段階では再交渉ができるよう食い違いをはっきりさせ，離別の段階では喪の作業を助けることになる。

「対人関係上の役割をめぐる不和」は，おそらく問題領域として最も多く見られるものである。そして，ある意味では最もIPTらしい領域であると言える。IPTは一言で言えば，対人関係上のやりとりと気持ちとの関係に注目しながら変化を起こしていく治療法であるが，「不和」の症例の場合には，そのような例に事欠かないため，IPTらしさを満喫しながら治療を進めることができる。

「不和」では，感情とコミュニケーションを扱うというIPTのテーマがとてもわかりやすく体験される。また，感情の扱い方として，「悲哀」のように感じることを促進するだけでなく，それを利用して実生活に変化を起こしていく，というスキルも必要になる。例えば，怒りという感情を感じたら，それを感じなくてすむように相手との関係を変えられるよう交渉する，というようなやり方である。

「不和」の治療において治療者が注意すべき点としては，治療者が結論を導かないということだろう。IPTの主役はあくまでも患者であり，最終的な決定は患者がすべきである。治療者の役割は，患者が事態を改善し，最も適切な決断をできるようにするためのスキルを与える，というところに留まる。

　なお，「不和」のモデルは，治療関係を扱う上でも役に立つ。「技法」で後述するが，IPTでは，治療関係を転移として解釈することはせず，治療者に対する患者のネガティブな感情が治療の妨げになる場合にのみ治療関係を扱う。その際，「不和」のモデルで扱うとわかりやすい。患者が治療者に対してネガティブな気持ちを抱くということは，患者が治

療者に期待していることが満たされていないからである。それを明らかにし，関係を再交渉していくことが治療からの脱落を防止することにもなる。

また，治療者が何らかの課題を次の面接までに与えたが患者がそれを実行できなかった，という場合にも「不和」のモデルを頭に入れておくと扱いやすい。うつ病の患者は往々にしてそれを自分の「失敗」「不出来」とみなす。しかし，これは単に治療者側の役割期待と患者の現実がずれていた，ということなので，役割期待の交渉をし直せば良いというだけのことである。そのように治療者との間の問題を扱うことによって，患者が他人との関係を築いていく上でのロールモデルを提供することになる。

5. 役割の変化

「役割の変化」は，生物学的な役割変化（出産，加齢による身体機能の低下，重大な病気になることなど）や社会的な役割変化（大学入学，親元を離れる，結婚，昇進，引退など）にうまく対応できずにうつ病が発症した場合に，問題領域とされる。治療戦略は，良い面も悪い面も含めて，古い役割と新しい役割についてバランスの取れた見方ができるようにすること，また新しい役割で要求されることについて「できる」という感覚を育てることである。うつ病患者の職場復帰もまた一つの「役割の変化」と考えることができるので，応用することができる（112ページ参照）。そして，なぜ復職が難しいのかということを理解することもできるだろう。回復期に多い自殺に対するヒントにもなる。第5章の「医原性役割の変化」も参考になるだろう。

「役割の変化」についてマニュアルをざっと読むと，どこがIPTなのだろうか，という疑問を持つ方もおられるようだ。確かに，「古い役割と新しい役割についてバランスの取れた見方をする」などというのは，むしろ認知に関わる問題のように思われる。だが，実際に「役割の変

化」の治療を続けてきて思うのは，ソーシャル・サポートの重要性である。ソーシャル・サポートが保たれたまま役割が変化しても，うつ病にまでは至らないことが多い。一方，役割の変化に伴ってソーシャル・サポートが失われたり変質したりするときに，うつ病が起こりやすい。この点については，PTSDに対するIPT（第4章）が参考になると思う。

6. 対人関係の欠如

「対人関係の欠如」は，満足すべき対人関係を持てなかったり長く続けられなかったりする場合に問題領域として選ばれる。この問題を持った患者の短期治療は難しく，実際にIPTでの成功例は多いとされているが，短期治療においては問題を解決するのではなく着手するところまでを目標とする方が妥当である。治療戦略は，過去の重要な対人関係の振り返り，繰り返される非適応的な対人関係パターンの検討，治療者との関係の検討が中心となる。近年では，他の3つの領域が該当する場合には，この問題領域は選ばれない。IPTが，現在進行中の対人関係上のやりとりと気持ちの関係に注目して進めていく治療である以上，「対人関係上のやりとり」が定義上ほとんど存在していない患者に対してIPTを進めるのは確かに難しいことだからである。例外は摂食障害に対するIPTである（第4章参照）。なお，気分変調性障害や社会不安障害のように，慢性の経過を持つ患者の場合，その結果としてあたかも「対人関係の欠如」のような状態になっていることが多いが，それは病気の結果として，別の形で扱う（第5章参照）。

III 治療者の姿勢

治療者は患者の代弁者としての温かさを保ち，全体として，評価を下さない，無条件の肯定的関心を注ぐ。IPTが「限定された期間で変化を起こす」治療であることと，無条件の肯定的関心との間に矛盾を感じるかもしれないが，その2つは矛盾ではなく相伴うものである。変化を起

第2章　IPTの基本的な概念──大うつ病へのIPT

こせない人は，何らかの不安や罪悪感にとらわれているものであり，治療者が無条件の肯定的関心を与え，安全を感じさせることで，ようやく変化への動機づけが起こるからである。

　IPTにおいて，患者との信頼関係は治療の命である。治療関係に対して患者がポジティブな期待を抱けるように，特に初期には注意深く努力する。治療の初期には，症状が最も重く，絶望を感じているものであるし，特にそれまで有効な治療を受けた経験のない人は，治療者を信頼することに困難を感じるだろうからである。うつの症状が重く，判断力も思考力も低下している患者に，「自分の役に立つ人」として認識してもらうことは治療同盟を築く基礎となる。

　IPTの治療者は，対人関係の問題領域への焦点を維持するという点では積極的であるが，患者の主体性を尊重する。期間限定治療のメリットを最大限に生かすため，終結に向けて患者の「自分でもできる」という気持ちを育てていく。治療の初めから常に終結に焦点が当てられ，限定された期間で変化を起こすことが中心的な課題になるので，退行や依存は通常問題とならない。問題となりそうな場合は，はっきりと話し合っていく（「○○さんが私をそのように信頼してくださるというのは，○○さんには人と親しくなる能力があるという証拠です。ここでの治療の目的は，○○さんが，私との間に築けたような関係を，治療の外で築いていくことです。それが，○○さんの病気の治療にとってとても大切なことだからです」）。「不和」のところで述べたが，治療関係は転移や逆転移としては解釈されず，治療の妨げになる場合のみ，問題のある対人関係パターンを同定するためのツールとして利用される（特に「対人関係の欠如」の患者の場合）。これらの介入も，全て，前述した，無条件の肯定的関心を向けながら行っていく。つまり，患者を解釈したり否定したりせずに温かさを保ちながら行っていくということになる（第6章参照）。

IV IPTの技法

　IPTの技法は，他の力動的精神療法と似通っているが，技法は戦略の一環として用いられる点に特徴がある。IPTで用いられる技法を表1に示すが，治療の主眼はあくまでも患者が自らの力で問題を解決していくのを援助することにあるので，患者が有用な話をしたり望ましい変化を遂げたりしやすい環境を作るために非指示的技法を中心に用いる。

　大きな流れとしては，探索（探索的技法，コミュニケーション分析，感情の励ましなど）→決定分析（どんな選択肢が考えられるかというブレインストーミング）→ロールプレイ（決定したやり方に基づいて，実際に練習する）というような形になる。個別のテーマについてはその流れを1セッション内で行うことも多いし，大きなテーマについては治療の全体を通して扱っていくことになる。

　IPTは，簡単に言えば，感情とコミュニケーションをうまく扱っていく治療法であると言え，そういう意味では，「感情の励まし」や「コミュニケーション分析」を効果的に使っていくことが必要になる。そこで，特にその2つの技法について，IPTらしさを以下に述べてみる。

表1　IPTで用いる技法

探索的技法
非指示的探索（支持的承認，話し合われている話題の拡張，受容的沈黙）
題材の直接的引き出し
感情の励まし（面接内で感情表現を奨励する，感情を利用して対人関係に好ましい変化をもたらす，成長につながる感情を育くる）
明確化
コミュニケーション分析
行動変化技法（決定分析，ロールプレイなど）
治療関係の利用
補助的技法（契約設定，管理上の詳細）

第2章　IPTの基本的な概念——大うつ病へのIPT

1. 感情の励まし

「感情の励まし」は，大きく分けて3つの技法で構成される。その3つとは，「面接室で感情表現を奨励する」「感情を利用して対人関係に好ましい変化をもたらす」「成長につながる感情を育てる」である。

第一の「面接室で感情表現を奨励する」ということについては，他の精神療法とも共通するものだろう。面接室という安心できる環境において自らの感情に触れるということは，精神療法において重要な体験になるし，特に「悲哀」や「役割の変化」のように対象喪失に関するテーマにおいては，それ自体が治療的である。

よりIPTらしいと言えるのは後二者であろう。「感情を利用して対人関係に好ましい変化をもたらす」やり方としては，怒りを感じなくてすむように重要な他者と交渉をして関係性を変える，適切な場合には不快な感情を抱く状況を避ける，というパターンも含まれるが，衝動性が対人関係に悪影響を与えてきたような患者に対しては，感情を行動化するのを待つという類のスキルを与えることも含まれる。つまり，ここでも，感情と対人関係の関連によく気づき，感情に関連した対人行動を変えていく，ということになる。カタルシスを強調する精神療法の中には，とにかく感情を表現することに意味があると教えるものもある。しかし，現実の人間関係の中で単に怒りを爆発させるだけでは破壊的な結果につながり得ることもまた事実であり，それはIPTが目指すものではない。

「成長につながる感情を育てる」という要素も，適応的な対人関係について教育するIPTらしいと言えるだろう。虐待されて育ったり，自分を否定される環境でずっと暮らしてきたりした人は，本来であれば怒りを感じるような状況でも黙って受け入れてしまうことが多い。自分には正当な要求をする権利すらないと感じているのである。ここで生かされるのは，IPTにおけるtransgression（ルール違反）という考え方である。transgressionというのは，明文化されているにしろされていないにし

ろ，一般に「人間としてまず許されない行為」のことである。そのようなことをされたら怒りを感じたり傷ついたりするのが人間として当然なのだ，ということを教育していくことで，自虐的な対人関係パターンを変えていくことにつなげていけるだろう。もちろん，IPTの治療者は常に患者に対して無条件の肯定的関心を向けていくものであるから，これを激しい「直面化」という手法で行うべきではない。「あなたは怒りを感じるべきだ」などと言ってしまうと，患者の現在を否定することになる。そうではなく，今までの生育歴・生活歴を考えれば，ここで怒りを感じることなど考えられないということも理解できるが，今後は自分を大切にしていくという考え方を少しずつ身につけていく必要がある，というように語っていく。

2. コミュニケーション分析

　コミュニケーション分析は，より効率的なコミュニケーションができるように援助することを目的として，具体的なコミュニケーションを検

表2　よく見られるコミュニケーションの問題

・曖昧で間接的な非言語的コミュニケーション 　　　ため息をつく，にらみつける，など
・不必要に間接的な言語的コミュニケーション 　　　いやみを言う，婉曲な物言いをする，など
・自分がコミュニケーションしたという間違った憶測 　　　自分の言いたいことをはっきりさせなくても他人は自分の必要としているものや自分の気持ちがわかっていると憶測する
・自分が理解したという間違った憶測 　　　相手のメッセージが不明確な場合にそれを確認しない
・沈　黙 　　　コミュニケーションの打ち切り

第2章　IPTの基本的な概念——大うつ病へのIPT

討して問題のあるコミュニケーション・パターンを同定するものである。IPTでは広く用いられる技法であり，それ自体に治療的な効果がある。

　よくみられるコミュニケーションの問題を表2に示す。対人関係上の問題を話し合うような場合には，できるだけ直接的な言語的コミュニケーションを選ぶことが誤解を防ぐために有用である。直接的なコミュニケーションといっても，何も攻撃的なコミュニケーションを意味するわけではない。「私」という主語を用い，相手に対する評価ではなく，自分の気持ちを中心に話すことによって，平和なコミュニケーションをすることができる。なお，日本人は衝突よりも沈黙を選びたがる傾向があるが，沈黙は完全にコミュニケーションを打ち切るものであり，破壊的な可能性を持つものであると認識する必要がある。

　コミュニケーション分析を行うときには，患者の記憶が許す限り徹底的に行うことが必要であり，患者が抵抗したり退屈したりしても，特定の会話を最後まで追っていく。「十分に話し合った」と言っていても，実際に具体的な会話を尋ねるときちんと話し合えていないことも多い。

　例えば，「相手は自分の気持ちを全くわかってくれない」という患者がいたとする。そういうときには，具体的にどういう言葉で自分の気持ちを伝えたのか，それに対して相手はどういう返事をしたのか，ということを一字一句にいたるほどしっかりと聞き出す。そして，患者は本当は何を言いたかったのか，なぜ相手がそう言ったと思うのか，ということも聞いていく。その中で，患者の伝え方の問題（ため息などの非言語的な表現に頼っていないか，間接的で曖昧な言葉を使ったために相手が正確に理解できなかったのではないか，など）や，相手の反応の受け止め方の問題（相手の言葉が曖昧である場合にきちんとそれを明確化したり確認したりしているか，相手の真意を確認しないままに一方的な結論を導いていないか，など）を明らかにしていく。その上で，貧弱なコミュニケーションに対して代案を提供し，患者に実際に試みてもらう。

Ⅴ 終結期の役割

　他の期間限定治療と同じく，終結期の持つ役割は大きい。そもそも，期間限定治療の持つメリットとしては，期限を意識することで治療の集中度が高まること，決められた期間の中で計画的に治療を進めることによって治療で得たものを振り返り本人のスキルとして定着させていくことができること，終結があるということが常に明確に意識されるため依存や退行を防いで治療の複雑化を避けられること，などが挙げられる。これらのメリットを生かし，治療への満足度を高めるには，終結期をきちんと持つことが必要である。

　終結期のテーマには，以下のものがある。
・症状と対人関係問題領域における変化を振り返る。
・気分を改善し対人関係問題を解決する役に立つ，患者が得たスキルを具体的に振り返る。
・終結についての患者の気持ちを探る。
・終結は悲哀のときとなる可能性を認める。
・近い将来に問題が起こりそうな領域と，患者がうつ病を予防するために用いることのできそうなスキルについて話し合う。
・うつ病は再発するということについて，うつ病再発の兆候を話し合い，それについて具体的に何をするかを話し合う。
・無反応例あるいは部分反応例に対処し，継続治療あるいは維持治療の可能性について話し合う。

　終結期を「役割の変化」として見るとIPTらしく治療をまとめることができる。患者は「治療者の援助を受ける役割」から「治療者なしでやっていく役割」への変化，そして，「病者の役割」から「再発の可能性を持った健康人の役割」への変化に直面しているわけであるから，そこで当然起こってくる感情を扱いつつ，新たな役割を「できる」と感じ

第2章　IPTの基本的な概念——大うつ病へのIPT

られる気持ちを育てることが課題となる。新たな役割で必要とされるスキルの中には，再発をできるだけ予防すること，再発の兆候に早めに気づき対応すること，なども含まれる。この際，IPTの「医学モデル」でフレーミングすることが重要である。つまり，うつ病という病気は，再燃や再発をしやすい病気である，という単純な事実を扱うのである。それは患者の努力不足でも落ち度でもなく，単にそういう病気なのである。初発時はもちろんのこと，再発時にも治療導入が遅れる理由の一つに，罪悪感に基づく患者の否認がある。自分が病気だということを認めたくないために，受診が遅れるのである。IPTの医学モデルは，インフルエンザになったら病院に行く，というのと同じ単純なモデルでうつ病を見られるように目指す。この点については第七章を参照していただきたい。

　IPTに十分に反応しなかった症例に対しては，鑑別治療学の観点から，患者にとってより適切な治療法を一緒に考えるという姿勢をとる。薬物療法の併用あるいは薬物の変更，他の精神療法，他の治療者など，様々な選択肢があるだろう。選択肢を十分に検討するというIPTのスタイルを，ここでも貫くことが治療的である。医学モデルをとるIPTでは，「Aという薬が効かなかったら，次はBを試してみますか，それともCの方が良いでしょうか。いずれも，この病気に対して効果が確認されているものですが」というような姿勢で治療法を論じる。このことが，「自分はIPTですら失敗してしまった」と自分を責めている患者の罪悪感を減じる効果を持つ。

　なお，次章をお読みいただき，他の精神療法と比較することで，IPTらしさがより明確になるのではないかと思う。

第3章

IPTと他の精神療法の相違点と共通点

　IPTの位置づけをより明確にするためには，他の精神療法との相違点と共通点を考えてみることが役立つと思う。

　IPTは，エビデンス・ベイストな治療法の双璧として，認知行動療法（CBT）に似ていると言われることもあるし，力動的精神療法の背景を持つ人がCBTよりも「取り組みやすい」と感じることがある。また，IPTはその歴史から，「支持的精神療法」に近いものだとも考えられている。

　本章では，これらの精神療法との相違点や共通点を考えていきたい。

I 認知行動療法（CBT）

1. IPTとCBTの共通点

　クラーマンがIPTを開発する際に当時開発中であったベックの認知療法のマニュアルの形を参考にしたことからもわかるように，IPTとCBTはだいたい等しい長さの歴史を有する（より正確に言えば，現在用いられているCBTは，ベック（1967）による「悲観的認知の三徴候」への焦点と，うつの改善における「正の強化」と「楽しい活動」の役割についてのレウィンソンら（Lewinsohn et al., 1980）の理論に基づいている）。

47

第3章　IPTと他の精神療法の相違点と共通点

　IPTとCBTは，うつ病に対する短期精神療法としてスタートし，その後いろいろな対象に適用を広げてきたところも似ている。個人療法としてスタートしたが，その後グループ療法も開発され効果が検証されてきたという経緯も同じである。初期から臨床家のトレーニングセンターを作ってきたCBTとは異なり，IPTは普及よりも検証を優先させた治療法であるために（もちろんCBTもよく検証されてきたが），一般に知られるようになってからの歴史は浅いが，いろいろな意味でIPTとCBTは似ていると言える。

　外形的なことだけでなく，治療的にも，おそらく同じような変化を起こすのだと考えられる。少なくとも，成功したIPTの最後に私の患者が自ら記入してくる「治療を通して進歩したところ」には，認知の変化そのものが記されていることが多い。また，CBTにおいて対人関係上の課題が多く扱われることもあるだろう。

　IPTとCBTはまた，治療者の姿勢という点からも似ている。温かく，共同作業をしていく治療者，という位置づけは同じである。治療者が結論を与えるのではなく，質問を通して，患者が自らの結論に達することができるようにするアプローチも似ている。「今ここでhere and now」の焦点，問題解決スキルを教育するという点も同じである。

2. 認知の扱いの違い

　しかし，治療における切り口は全く異なる。第一に，それぞれが採用する戦略が挙げられる。IPTは対人関係における感情と行動に焦点を当てるのに対し，CBTは患者の非機能的な認知（思考）と行動に働きかける。もちろん，CBTと同じく，IPTも，自己と他者についての，そして自らに開かれている選択肢についての，患者の非適応的な思考に働きかける治療である。IPTの治療者は，患者が言っていることと行っていることのずれ，あるいは患者の基準と社会一般の基準のずれに注意を向けさせることで，実質上患者の非適応的な思考に取り組んでいると言え

る。しかし，一般に CBT が強い感情を伴う思考である「熱い（hot）認知」に焦点を当てるのに対して，IPT は認知そのものには焦点を当てず，感情や気持ちに直接焦点を当てる。

　どちらも最終目標は患者に苦痛をもたらす感情を変化させることであると言えるが，CBT では，感情・認知・行動・身体反応の循環的相互作用モデルの中で認知と行動に働きかける。一方，IPT では，あくまでも焦点は対人関係にあり，感情を指標にしながら対人行動やコミュニケーションのパターンを変えてみる。また，4つの問題領域（悲哀，対人関係上の役割をめぐる不和，役割の変化，対人関係の欠如）の枠組みを用いることも，IPT に特異的な戦略である。

　もちろん，うつ病などの患者との面接の中では，非適応的な認知が頻繁に語られる。その際には，①医学モデルの中でそれをとらえ，②重要な他者との関係にどんな結果が起こっているかということに注目する。つまり，認知の歪みはうつ病の症状としてとらえる。悲観的認知を語る患者には，「うつ病のときにはそう考えるのが特徴ですよね」と伝えながら，病気の症状として定義づける。その上で，それが重要な他者との間のコミュニケーションを複雑にしているのであれば，「ご主人は，これがうつ病の症状だということをご存知ないのではないでしょうか？　その知識がなければ，ご主人がそのような反応をするということも何となく理解できるような気がしますが」というように，重要な他者との間で変化させていくべきことを明らかにしていく。つまり，認知の修正を試みるのではなく，「病気の間は続く特徴」として重要な他者と共有することによって，役割期待のずれを埋めていこうとするのである。このように，「相手がきちんとこちらの現状を理解した上での言動なのか」ということを検証しながら関わっていく，という姿勢は，病気が治ってからも役立つものであり，IPT の重要なポイントの一つである。

3. 構造化度

　相違点の第二は，IPT は CBT ほどには構造化されていないということである。治療全体についてもそうであるし，各セッションにも CBT のような「アジェンダ」はない。この期間でこういうことをやる，ということだけ決めれば，あとの構造はかなり自由である。これは，ホームワークや他の課題を与えることによって非適応的な思考を体系的に明らかにしようとする CBT と，治療外の人間関係を充実させていくことに主眼を置く IPT とのアプローチの相違を反映するものだと考えられる。CBT ではまさに「協同的経験主義 (collaborative empiricism)」という言葉が当てはまるように，面接の中での作業がある意味では治療そのものを象徴する。一方，IPT は，私は個人的に「共同研究者（実験者）」という言葉を好むが，「面接の中で一緒に立てた作戦を，患者が実生活で実験してみて，またその結果を持ち帰ってくる」という治療になる。もちろん CBT も IPT もそれぞれの要素を共有しているが，CBT の方が面接そのものに向けられるエネルギーが大きいように私は感じている。

　構造化度の相違は，ホームワークの位置づけにも現れる。CBT では，ホームワーク（具体的な活動をすることと認知のリストを作ることなど）は治療の一部をなすが，IPT ではホームワークという特別な課題があるわけではない。限られた期間で特定の変化を起こそうとするのであるから，それ自体が暗黙のホームワークである。私はわかりやすく説明するときには「CBT は毎日の宿題，IPT は夏休みの宿題」と例えるが，IPT では，最初の契約の時点で大きな宿題を受け取り，それを毎回の面接の流れの中で自然な形で，その時々のペースでこなしていく，というイメージになる。夏休みの宿題と同じで，手をつける気にならないときもあれば，大きく進むときもあるだろう。ただし，期限はあるということである。治療外での作業は，その日の面接での探索・検討・練習の結果として「言ってみる」「聞いてみる」というような課題になることがほと

んどで，ホームワークとして定められたことを実行するCBTとは異なる。

第1章で述べたように，NIMHの多施設共同研究において，重度のうつ病患者に対してはIPTの方がCBTよりも効果的であったことが示されているが，その理由の一部は構造化度にあるのかもしれない。より構造化された治療に対応するには，それなりの集中力や動機づけが必要であろう。この点についてはさらなる検証が必要であると考える。

II 短期力動的精神療法（STPP）

第2章で述べたように，IPTが対象喪失などの「力動」を扱うことは確かである。力動が読めるとIPTの治療が容易になることは明らかである。しかし，「力動的精神療法」として定義される精神分析的手法とIPTとは明らかに異なっている[1]。ここでは，IPTと，短期力動的精神療法（STPP）の相違点を中心に述べてみたい。

1. 医学モデル

医学モデルをとるIPTでは，DSM-IVでの診断に基づいて適用が決められる。IPTの初期においては，患者に医学的な診断を下し，「病者の役割」を与えるという手続きを踏む必要がある。第2章で述べたように，これらの手法は，患者が本来自分の責任ではない病気について自分を責めるのをやめさせ，罪悪感を軽減する効果を意図したものである。そして，患者に「病者の役割」を与えることには，健康な役割を取り戻すための患者本人の義務も含まれる。

一方，STPPでは，DSMの診断や病気という概念ではなく，内的葛藤，無意識，性格防衛に焦点を当てることが多い。適用要件も，DSMの診断ではなく，治療焦点を築くことが可能かどうか，感情的な愛着を形成する能力があるか，変化への動機づけがどの程度か，などの因子であることが多い。多くのSTPP治療者は，IPT治療者に比べると抑う

つ症状を重要視せず，症状を病気の結果として考えるよりも，根底にある性格的問題に随伴するものと考える。IPT治療者にとってⅠ軸診断が主要であるのに対して，STPP治療者は，性格防衛に焦点を当てることが多い。

これは，Ⅱ軸（パーソナリティ障害）診断の位置づけにも関わってくる。STPP治療者は，性格防衛に焦点を当てることで，暗黙のうちにⅡ軸診断をしているということになる。一方，IPT治療者は，精神力動的な知識を用いて患者のパターンを「読む」ことは多いが，同時に，大うつ病や気分変調性障害などのⅠ軸障害がある患者に対してⅡ軸診断を下すことには慎重である。これは，Ⅰ軸診断が寛解した後に，「パーソナリティ障害」に見えていたものが消失したり和らいだりする，という知見に基づいている[2]。Ⅱ軸診断を控えることのメリットについては，第5章を参照していただきたい。

2．期間限定

IPTもSTPPもどちらも「短期」であるが，期間「限定」であることがIPTの特徴である。IPTには厳密な期間制限があり，期間は治療開始時に決められる（急性期のうつ病の場合は12〜16セッション）。STPPの場合，治療が短期で終わるということは伝えられるが，治療開始時に具体的な回数は決めない。IPTの12〜16セッションに対し，STPPでは20〜25セッションであることが多い。IPTの場合，回数そのものよりも，あらかじめ回数を「決める」ことに意味があるとされており，治療の経過を見ながら回数が決まるSTPPとは性質が異なると言える。これは，後述する終結の位置づけとも関連してくることである。

3．治療目標

IPTには2つの目標がある。重要な対人問題を解決することと，（それによって）気分障害のエピソードを治す，ということである。IPT治

療者はこれらのターゲットを，治療の初期の間に決め，対人関係フォーミュレーションの中で関連づけ，そのフォーミュレーションに対する患者の合意を得て治療の中期に進む。

STPPでは，患者が自分の内的な機能への理解を増すことを求める。もちろん外的な変化も結果として起こるが，それは治療の主要な焦点とはならない。

つまり，IPTの目標は，患者が現在の生活状況を変えられるよう援助することによって特定の精神科的症候群を治すことであるが，STPPの目標は，内的葛藤への理解を増すことであると言える。その目標は，その適応にも表れている。IPTが適応となるのは，効果が実証的に示された症候群（大うつ病，神経性大食症など）のみである。一方，STPPの適応は，特定の診断とはあまり関係がない。重度の症状を禁忌と考えているタイプのSTPPもある。

4. 治療焦点

IPTは，面接室の外での患者の実生活における出来事と，それらの出来事や状況に対する患者の反応に焦点を当てる。患者の問題は4つの問題領域の中に分類され，通常は，個人的なメタファーを用いてよりわかりやすい形で表現される。STPPでは，出来事を扱う際にも，面接室内での転移と，面接室外での対人関係の出来事と転移を結びつけることに焦点を当てる。

どちらにおいても「here and now（今ここで）」というフレーズが用いられるが，それが意味するところは異なる。精神力動的な文脈での「here and now」は，セッション内で起こることを意味する。IPTでは，治療関係に焦点を当てる限られた例を除いては，患者の実生活を「here and now」として扱う。

STPPの焦点は洞察にあるが，IPTの焦点は今後の実生活をどう構築していくかというところにある，と言うこともできる。

5. 治療姿勢

　STPP の治療者は，転移が育つことを目的として，中立性と比較的な禁欲に向かう傾向があるが，IPT の治療者は患者の味方として率直に支持的な役割を引き受ける。IPT では，うつ病患者のネガティブな見通しに対処するためには，現実的・楽観的・希望的なアプローチが必要であると考えられている。IPT 治療者は患者の主体性を尊重するが，必要な場合には提案をすることもある。患者の成功体験は積極的にサポートする。この「チアリーダー」スタイルは，STPP には見られないものであろう。

　治療関係の扱いについて，時に誤解されることがあるので少々説明したい。IPT でも治療関係を扱うことはある。それは，治療者に対する患者のネガティブな気持ちが治療の妨げになる場合である（あるいは，滅多にないことだが，治療者へのポジティブな期待が強すぎて，患者自らが何の努力もしようとしない場合である）。その場合でも，IPT では治療関係を転移として解釈することはしない。単に，一つのうまくいっていない人間関係として，「対人関係上の役割をめぐる不和」と同じようなフォーミュレーションで考える。つまり，互いへの役割期待がずれている，と考えるのである。役割期待が妥当でない可能性もあるし，それを伝え合うコミュニケーションが貧弱である可能性もある。もちろん，患者はこうしたパターンを他の人間関係でも繰り返してきているはずであるから，過去の対人関係の再現と言うことも不可能ではないが，そのようなアプローチはしない，ということである。現在の対人関係（治療関係）の問題を解決し，それを今後の対人関係に生かしていく，という未来志向性の視点を持つ。

　また，「対人関係の欠如」の患者の場合，現在，他に意味のある対人関係を持っていないことが多く，治療関係だけが生のデータになる場合もある。そのようなときには，治療関係に焦点を当てざるを得ないが，

それも，過去の再現として見るのではなく，今後新たな対人関係を築いていく上でのモデルとして見ていく。例えば，患者が不満を述べたときに，そこに含まれている期待を明確にするのを治療者が助け，それが満たされるようにサポートすることによって，患者は（おそらく生まれて初めて）自己主張することが状況を切り開き，相手との関係をより親しいものにし得る，ということを学ぶことができるだろう。

6. 技　法

　IPTは，技法よりも戦略に特徴がある。技法の中には精神力動的な治療と共通するものも多い。

　力動的精神療法で用いられるがIPTでは用いられない技法としては，解釈（発生的解釈，夢の解釈，転移の解釈など）がある。一方，IPTで用いられるがSTPPで用いられないものには，ロールプレイや，医学モデルに基づく心理教育がある。どちらでも用いられるが若干性質が違うものとしては，コミュニケーション分析（IPTでは頻繁に徹底的に行う），選択肢の探索（IPTの方が体系的に行う），カタルシス（STPPにおいて，カタルシスは患者がセッションにおける安心感を増すことにつながり，葛藤する気持ちについてのより深い探索を容易にするという意味では十分なものであるが，IPTにおいてはカタルシスのみでは不十分で，実生活における変化につなげる必要がある）などがある。

　生活上の変化はSTPPにおいても良い結果と考えられるだろうが，それは洞察の副産物として起こるという位置づけになる。対照的に，IPTは探索や洞察ではなく，行動を強調する。その根拠の一つは，実際に行動して結果を出していくことがうつ病治療のプラスになるという経験にある。IPTは患者が自分の希望を追求し現実的な変化を起こせるよう，積極的にサポートする。

7. 構造化度

　STPPはIPTよりもセッションの構造化度が低い。大まかに言えば，IPTの構造化度は，STPPとCBTの間に位置する。うつ病患者に対するセッションの構造化度には微妙なバランスが要求される。構造化度が高すぎると，患者の集中力や気力ではとてもついていけないと感じられるだろう。一方，構造化度が低すぎると，決断困難なうつ病患者は生産的な話をすることを難しく感じるだろう。また，自分が話していることが適切であるかどうかということについてのフィードバックがないと不安に感じる患者も多い。

8. 終　結

　IPTにおける終結は，「治療からの卒業」を意味し，成功したチームのほろ苦い別れの時期となる。中学を卒業して高校に進学する際に，級友との別れを惜しみながらも，次に進むことに意義と期待を感じるのに似ている。第2章で述べたように，治療への満足度を高め患者の自信を増すために終結期は重要であるが，それは，初期・中期・終結期という流れの中での終結期に過ぎない。どれほど中学の卒業式が感動的であっても，中学生活はやはり卒業式ではなく中学生活そのものにある，ということと同じである。

　IPTの終結期には，患者が治療の中で達成したもの，患者が治療者から独立してやっていく能力，再燃や再発の防止に焦点を当てる。これは中期に得たものの地固めという役割を果たすことになる。

　STPPにおける終結は，IPTに比べるとはるかに重要な時期となる。転移に焦点を当てるSTPPにとって，治療が終わることについての患者の反応が意味するものは大きい。

9. エビデンス

　IPT は CBT と並んでエビデンス・ベイストな精神療法の双璧をなす。STPP は，今までのところ，少なくともうつ病についてはそのような位置づけにはない。むしろ，パーソナリティや内的葛藤に焦点を当てることは，患者がすでに感じている自責を強化するのではないかという懸念が述べられている[3]。

　初期の IPT は，その症例を見ても，より精神力動的な技法を用いている。その後臨床試験で効果が実証されるにつれて，IPT 治療者は IPT に特有な手法への自信を深めてきたため，精神力動的な技法からは離れてきたようである。例えば，初期の IPT では，「対人関係の欠如」をより積極的に問題領域として選び，治療関係に注目した治療を行っていた。現在では，「対人関係の欠如」は，他の3つの問題領域が当てはまらない患者のみに用いられるということになっている。治療外でのライフ・イベントと患者の気持ちの関連，という IPT の焦点がより明確になってきたということだろう。

Ⅲ 支持的精神療法

　第1章で述べたが，IPT は歴史的には「支持的精神療法」と呼ばれていたものの有効成分を体系化して特異的な戦略を明確にしてきた治療法であると言える。「支持的精神療法」は，現在再び定義づけが進んでいるが，もともとは，「病気が重すぎて転移の解釈に耐えられないような患者」に勧められた力動的精神療法のことを指していた。私は1990年代の終わり頃，IPT を行っていた一例について大学病院の医局のカンファレンスで報告したところ，「つまり，まだ『ちゃんとした精神療法』には入っていないということですね」と総括されたことがある。当時の日本で IPT がほとんど無名であったのは仕方がないとして，そのときの総括が支持的精神療法の地位を象徴しているように思える。無定形

で，患者との温かい治療関係のみが特徴であり，時として「ちゃんとした精神療法ではない」という蔑称としても用いられてきたのだと思う。

IPT は治療関係を転移としては解釈しないので，そういう意味では支持的精神療法である。支持的精神療法に対するより最近の定義[4,5]では，精神療法のいわゆる非特異的因子[6]を強調している。すなわち，感情を解放すること，患者が理解されたと感じられるよう助けること，強い治療同盟を築くこと，などである。この意味では，IPT は支持的精神療法の要素を含んでいると言えるが，治療法としては同一ではない。

IPT は，支持的精神療法の要素に加えて，特異的な対人関係上の戦略を含んでいる。もちろん支持的精神療法でも対人関係上の進歩は起こるものであるが，それは，治療者が温かい治療関係を維持し，患者の感情を受け止めていく中で，患者自らが気づき成し遂げていく進歩であると言える。対人関係の問題に対して，治療者が体系化された戦略性を持って積極的に介入するものは，支持的精神療法とは呼べないだろう。簡単に言えば，4つの問題領域を明らかな治療焦点として治療を進める治療法は IPT の他にはなく，そういう意味では IPT は特異的であると言える。

IPT と支持的精神療法が異なるということは，データからも示されている。HIV 抗体陽性患者に対して行われたマーコウィッツらの研究[7]では，IPT も支持的精神療法も患者の抑うつ症状を減じたが，IPT の効果の方が有意に高かったということを見いだした。どちらも効果のある2つの治療法間に有意差が認められることはきわめて珍しいことであり，特筆に値する。

【文　献】

1) Markowitz JC, Svartberg M, Swartz HA. Is IPT time-limited psychodynamic psychotherapy? J Psychother Pract Res. 1998 ; 7(3) : 185-95.
2) Loranger AW, Lenzenweger MF, Gartner AF, Susman VL, Herzig J, Zammit GK et al. Trait-state artifacts and the diagnosis of personality disorders. Arch Gen Psychiatry. 1991 ; 48(8) : 720-8.
3) Weissman MM, Markowitz JC, Klerman GL. Comprehensive guide to interpersonal psychotherapy. New York : Basic Books ; 2000.
4) Novalis PN, Rojcewicz, SJ, Peele R. Clinical manual of supportive psychotherapy. Washington, DC : American Psychiatric Press ; 1993.
5) Pinsker H. A primer supportive psychotherapy. Hillsdale : The Analytic Press ; 2002.
6) Frank JD. Eleventh emil a gutheil memorial conference. Therapeutic factors in psychotherapy. Am J Psychother. 1971 ; 25(3) : 350-61.
7) Markowitz JC, Kocsis JH, Fishman B, Spielman LA, Jacobsberg LB, Frances AJ et al. Treatment of depressive symptoms in human immunodeficiency virus-positive patients. Arch Gen Psychiatry. 1998 ; 55(5) : 452-7.

第4章

対人関係に焦点を当てるということの意味
PTSD, 摂食障害

　IPTはさまざまな障害や対象に対して修正され検証されてきたが，4つの問題領域のいずれかに焦点を当てるという戦略は不変である（修正版の中には第五の問題領域を試行的に加えたものがあるが確定しているわけではなく，思春期版のIPTのように再び4つの問題領域に戻ったものもある）。第2章で述べたIPTの基本的な戦略は大うつ病を対象にして作られたものであり，急性に発症する大うつ病のエピソードの場合には，その発症のきっかけとしての問題領域に焦点を当てることは確かに合理的である。しかし，この「現在の対人関係に焦点を当てる」という戦略は，発症と現在の対人関係問題が直接の関係を持たないものに対しても有効に適用されてきた。本章では，その中から，摂食障害とPTSDを選んでその概念を説明したい。

I 摂食障害

　IPTの効果がすでに実証されているのは神経性大食症（個人IPT）[1,2]とむちゃ食い障害（グループIPT）[3]である。神経性無食欲症については少々の修正を行った上での効果を私自身症例レベルでは多数経験しているが，きちんとコントロールされた研究においてはまだ結論が出ていない。したがって，本章では主に神経性大食症について述べる。付録とし

第4章　対人関係に焦点を当てるということの意味——PTSD, 摂食障害

て神経性大食症に対する IPT のマニュアルを載せるので（147 ページ以下参照）その具体的なイメージをつかんでいただけると思うが，ここではその考え方を整理して説明したい。

　神経性大食症に対して長期的な効果が示されているのは IPT と CBT である。CBT は食行動に注目し，同時に，食と体型・体重に関する認知に焦点を当てていく。そういう意味では，症状に直接働きかける治療であると言える。

　一方，IPT は症状を単なる「指標」として参考にするという治療法である。何の指標かと言うと，現在の対人関係が患者にとってどれほど満足できるものになっているかという指標である。

　例えば EDI（eating disorder inventory）の一つの下位尺度に introceptive awareness（内的気づき）がある。摂食障害患者の一つの特徴に，「モヤモヤしたネガティブな気持ちがあるが，それが何であるのかわからない」というものがある。正体がわからなければ解決方法もわからず，結局はそれを過食で一時的に解消するしかない，ということになる。実際には「解消」というほど積極的なものでもなく，よく使われる表現が，「自分を麻痺させる」というものである。過食をしている間は辛いことを考えなくてすむ，ということだ。だがもちろん，過食が終わっても，現実はそのままの状態で何も解決しておらず，また次の過食で自分を麻痺させることが必要になる。これが過食の持続につながる。

　対人関係における感情と行動に焦点を当てる IPT は，まさにこの「モヤモヤしたネガティブな気持ち」の正体ときっかけを明らかにしていくことによって，過食という手段に頼らなくてもすむようにしていく治療法となる。簡単に言えば，病気の発症のきっかけに注目するのではなく，「モヤモヤしたネガティブな気持ち」のきっかけに注目する，ということになるだろう。

　神経性大食症の治療における IPT の理論的根拠は，過食とは現在進行中の対人関係問題の中で生み出されるネガティブな感情の指標である

という考え方である。これは，EDI に introceptive awareness（内的気づき）が含まれることを考えても，疾病病理的に妥当な考え方だと言える。この焦点づけは，うつ病に対する IPT とは異なるものである。うつ病の IPT では，発症に関わる対人関係問題に焦点を当てる。しかし，神経性大食症に対する IPT では，症状の「維持」に関わる対人関係に焦点を当てることになる。これは臨床的にも妥当な考え方である。患者の多くが，何年も前に級友から「デブ」と言われたこと，あるいは，雑誌でダイエット特集を見たことなどをきっかけにダイエットを始め，それが過食へと移行している。そのような「きっかけ」が病理の本質でもなければ現在の治療焦点ともなり得ないことは明らかであろう。また，現代の日本社会に生きる若い女性は，「女性はやせている方が美しい」という価値観に慣らされており，メディアもそろってそれを推奨している。ダイエット，過食，自己誘発性嘔吐は若年女性の文化の一部になりつつある。それでも，ダイエットを試みた女性の全てが摂食障害を発症するわけではない[4]。やせるための行為が，生活のバランスを乱し人生の質を損ねても維持される理由を考える必要があるのだ。それが，現在の対人関係の問題であり，IPT で選ばれる問題領域ということになる。

　実際に IPT の作業に入れば患者は驚くほどの成果を上げるものであるし，私は 16 回以下のセッションで神経性大食症は治療可能だと考えている。ただし，神経性無食欲症と神経性大食症の境界くらいの体重の患者については，実際の寛解までより長い期間が必要となるし，場合によっては神経性無食欲症のような行動療法的修正を追加する必要がある。

1. 医学モデルの適用法

「実際に IPT の作業に入れば」と書いたのは，そこまでが大きなステップだからである。神経性大食症の患者に対して臨床家が抱くことが多いのは，「症状のことばかり語りたがる」という印象であり，多くの臨床家がそれに辟易している。患者に症状を語らせておくことが治療上

第4章　対人関係に焦点を当てるということの意味——PTSD，摂食障害

有効に思えないという臨床家の印象は，IPTの観点から見れば正しいということになる。

　IPTでは，あえて「医学モデル」を適用することによって，症状を語ることで治療の時間を浪費しないという動機づけを患者に与える。つまり，症状はあくまでも「本当の問題」の指標に過ぎない，ということである。熱を測って高熱であれば，私たちはすぐにその原因を考える。例えばその原因が肺炎であれば肺炎に対処するだろう。いつまでも体温計を見ながら熱そのものについて論じたりはしない。症状はその「熱」とまさに同じであり，熱が高いことさえわかったら，あとはなぜそうなっているのか，ということを考えて原因を取り除いていく，ということなのである。

　神経性大食症の患者がなぜ症状ばかり語りたがるのかと言うと，理由は大きく二つある。一つは，症状に関する罪悪感と不安である。患者は過食や嘔吐という症状を「自己コントロール」ができない結果を示す「恥ずかしい」ものだと感じており，そんな状態から抜け出すことなど不可能なのではないかという強い不安を持っている。したがって，口を開けば症状について訴えたがるのも当然である。もう一つの理由は，IPTで扱うような「本当の問題」に取り組むことへの抵抗である。この抵抗はもちろん不安に基づくものであるが，IPTではそれを力動的な意味での「抵抗」として解釈するのではなく，単に「やり方を知らない」「うまくいった経験がない」ための不安であると現実的に理解する。「本当の問題」に取り組むと事態がさらに悪くなるのではないか，あるいは，自分の力で「本当の問題」を乗り越えていくことなどできないのではないか，という怖れのために，前向きに取り組めないのである。これは人間的に十分了解可能な感覚である。

　医学モデルをとるIPTでは，過食は病気の症状（患者が抱えているストレスを表す指標）であると位置づけた上で，4つの問題領域のいずれかに焦点を当てていく。過食は病気の症状に過ぎないという位置づけをす

ることによって，患者は過食についての罪悪感を減じることができる。それまでの患者は，「本来自力で何とかすべきもの」ができていないと感じていたため，自らのことを「自己コントロール」に欠けると責めてきたはずである。IPT は「自己コントロール」とは全く別の次元の視点を提供することになる。そして，本来は別の次元の問題であるのに自分を責めていたらストレスをますますため込んでしまい，ますます病気が悪くなる，という説明は，患者に対しても説得力を持つ。症状について自分を責めるのではなく患者としての義務を果たすということを強調する「病者の役割」という概念が，ここでも役立つことになる。

　また，IPT の長期的な効果のデータを示すことによって，これは短期治療で治すことができる病気なのだということ，短期治療の終わりにまだ無症状になっていなくても，時の経過の中でほとんどの患者が寛解に達するということを明確に伝えることによって，症状に圧倒されている患者の不安を大きく減じることができる。そうやって安心させるだけで症状が若干改善する患者すらいるくらいである。心理教育によって安心を提供することも，IPT の一つの要素である。

　患者の不安を減じる際に問題となるのは，それが単に依存へと移行するというリスクであろう。治療者がいるから安心する，という構造である限り，このリスクは常に存在する。期間限定の IPT のモデルは，このリスクを最小にする。16 回で完了する関係であることが最初から明確になっているからである。もちろんそれでも終結に向けて不安を感じる患者は多いので，終結に向けての IPT の戦略を守っていく。詳細は付録のマニュアルを参照されたい。

2．対人関係への焦点の当て方

　上記の作業がすみ，問題領域に患者が納得すれば，IPT はほとんど成功したようなものである。可能な限り，重要な他者にも同じ認識を持ってもらい，役割期待のずれが起こらないようにしていく。

第4章　対人関係に焦点を当てるということの意味——PTSD，摂食障害

それでも，治療経過の中で，特に大きな不安に襲われたようなときには，患者が再び症状を語りたがるという現象は起こる。もちろん症状についての冗長な話をさせたり，症状を評論家のように論じさせたりすべきではない。だが同時に，IPT治療者は温かく共感的で評価を下さないという態度を崩すべきでもない。したがって，焦点を戻す方法としては，「大変でしたね。でも，それだけ過食がひどかったということは，ストレスにつながる何かがあったということで，治療の役に立つ何かが見つかるはずですね。どうでしょう，ご自分では，なぜ過食がひどかったのか，理由がわかりますか？」というような誘導が良いだろう。患者は特に治療の初めのうちは，過食のきっかけを聞かれても「何も思い当たらない」と答えることが多い。そういう場合には，その日がどんな日だったかを時間を追って尋ねたり，過食をしたいという気持ちが強まってきた時間を特定し，その頃に何をしていたか，何を考えていたかを丁寧に聞き出したりしていく。いつもと同じペースの過食は「病気」に結びつけ，特にひどい過食は「対人関係の問題領域」に結びつけていく，という両輪で，症状を訴えたがる患者をIPTの枠組みに入れていくことができる。

3. 症　例

20代後半のA子は，高校時代のダイエットから拒食となり，月経が停止した。大学入学のために上京し独居を始めてしばらくして過食が出現した。心療内科クリニックにて薬物療法を受け始めたが，「毎日暇さえあれば過食嘔吐している状態」になり，全く登校できなくなったため，初めて親に症状のことを打ち明け，大学を中退した。その後，過食嘔吐を続けながらも法律事務所に就職し，事務職をしていたが，大学時代の同級生との結婚を機に退職した。過食は結婚直後の短期間は消失したが，やがて再開した。結婚して半年ほどたったとき，夫婦の共通の友人であった大学時代の同級生の女性が過去に夫と交際していたというこ

とを別の知人から聞いた。夫に確認したところ，それは事実であると認め，今は何の関係もないが，Ａ子が気にするだろうと思って黙っていたのだと言った。夫が「そんなに重要なこと」を自分に隠していたという衝撃からＡ子は夫を信頼することができないと感じるようになった。症状が悪化したため，専門的治療を希望して私の外来を受診した。BMIは18.8と低めだったが，月経もおおむね順調であり，神経性無食欲症から移行した神経性大食症（排出型）と診断された。

　過食嘔吐はほぼ毎日で，特に夫がいない日中には何回も繰り返していた。太ることが怖く過食以外にはほとんど食べていなかった。夫はＡ子の病気のことは交際当初から知っており，過食はストレスを和らげる手段として理解してくれているという。

　Ａ子には，神経性大食症への有効性が確認されている治療について説明し，その一つである対人関係療法を行うことの同意を得，週１回計16回の面接の契約をした。現在の生活は夫が中心であること，現在最も悩ましく感じているのは，「夫がまた自分に何かを隠すのではないか」ということであるため，夫との不和を治療焦点とすることを提案し，患者の同意を得た。初診時には同伴してきた実母にもこの点を説明し（実母は摂食障害の本から得た知識により，「母親の育て方による病」であると思って同伴してきていた），今後の治療は患者夫婦を中心に行うこととした。なお，夫の同席面接にはＡ子が強い抵抗を示したため，夫婦同席面接ではなく個人面接の形で治療を進めることになったが，この抵抗についても治療の中で話し合っていくことになった。

　夫との関係に取り組むことが症状改善につながるということについてＡ子は半信半疑のまま治療に入ったが，夫との話し合いを促進するためにあえて「宿題」という形を与えて毎週決まった曜日の決まった時間に夫婦の話し合いの習慣を作ってもらった。これは，夫婦同席IPT（IPT－CM）におけるコミュニケーション・エクササイズの手法を取り入れたものである。Ａ子夫妻のように若いカップルの場合，「宿題」と

第4章　対人関係に焦点を当てるということの意味——PTSD，摂食障害

いう形で重々しく与えないと恥ずかしさのために課題をこなしてこないことが多い。

　A子は夫と離婚しなければ自分の病気は治らないのではないか，でも手に職のない自分が離婚しても食べていけないのではないか，というジレンマに苦しんでいたが，最初の話し合いが成功して夫婦の関係性が変わったため，治療に向けての意欲が増した。夫婦の話し合いは習慣化し，A子も本音で話し合えることの達成感を感じた。A子は質問をすればすぐに答えが得られるべきだと思っていたが，夫はいろいろな角度から質問をしないと的確な答えを出せないということもわかった。その理解に基づいて，A子は自分が知りたいことを知るためのスキルを向上させていった。それぞれの実家との関係，仕事をやめたときのことなど，いくつかのテーマが繰り返し話し合われ解決されていった。

　治療開始時には「過食は気分とも夫とも関係ない」と言っていたA子であるが，第5回面接時には「夕食後の夫とののんびりした時間を大切にしたいので，昼間の過食は我慢して体調を整えておきたいと思うようになった」とすでに症状の改善を報告した。そして，過食していた時間を埋めるために，友人と会ったり，スポーツジムに出かけたりするようになった。夫との中心的な問題は，過去の女性関係を夫が「隠していた」ということだったが，これも「A子を傷つけないように，よほど必要に迫られない限り教えないようにする」という夫の考えと「内容よりも隠されていたということの方が問題」というA子の考えのずれを明らかにすることができた。第8回面接の前に，夫がたまたまその彼女と再会してお茶を飲んだということを隠していたことが発覚し，「これだけ努力してきたのに，何の効果もない」とA子は治療への意欲を一時的に失った。しかし，面接の中で，今回は第三者から聞かされたのではなく夫本人が打ち明けてきたこと（少々時間はかかったが）に気づき，夫の進歩を認めることができた。夫も「すぐに報告すべきだということはわかっているけれども，自分は怖がりなのでもう少し時間がほしい」と

全面的に自分の非を認めた。この件を乗り越えたことで，A子の自信が増した。この後の面接では，今後起こりうる状況を想定しながら再発予防策を話し合ったが，過食もほとんどなくなり，神経性大食症の診断基準を満たさなくなったため，予定より早く第12回で治療を終結することにした。念のため1カ月後に来院してもらったが，特に問題なく順調に過ごしていた。

[症例の考察]

　　この症例は，10年の経過の摂食障害である。発症時には夫と知り合ってすらおらず，発症には夫は全く関係していない（おそらく，学校での挫折，母親の過干渉などが発症に関連していたのだろう）。しかし，現在の対人関係に焦点を当てる対人関係療法によって，夫との不和を焦点として治療に成功した。治療開始時には過食と夫婦関係の関連に気づいていなかった患者であるが，夫との話し合いを継続している限り再発はしないという自信を得て治療を終えることができた。今後，出産，育児などで夫との関係性が変わるときが再発のリスクであるということを伝えて患者と夫に意識を高めてもらった。食行動を直接の焦点とすることは全くなかったが，治療終了時には過食がなくなっていたという点も興味深い。なお，夫の同席を強く拒んだA子であったが，それは親密さについての彼女の課題に関連していることが明らかになった。自分の深いところまで他人に知られたくない，ということである。この課題については，彼女は治療の経過の中で乗り越えたと感じたが，結局夫の仕事の都合で同席面接は実現しなかった。

II 外傷後ストレス障害（PTSD）

　PTSDに対する精神療法の主流は，ほとんどすべてが曝露に焦点を当てている。過去のトラウマの記憶，そしてトラウマを思い出させる具体的なものへの曝露である。

　IPTにおけるアプローチは全く異なる。PTSDの患者は，トラウマそ

第4章　対人関係に焦点を当てるということの意味——PTSD，摂食障害

のものの侵入的な記憶にも悩まされるが，同時に，その結果として自分が現在の対人関係にうまく対応できないということにも大きく苦しむ。トラウマによって，患者は自分がおかれた社会的状況を信用できなくなり，引きこもることになる。また，トラウマの前後で重要な他者との関係性が大きく変わることも多い。あまりにも「特別な」体験をしてしまうと，自分が特別視されることを怖れて，それまでは何でも打ち明けることができていた親しい人たちに重要なことを打ち明けられなくなってしまうことも少なくない。

　IPTは，トラウマに直接直面させることに焦点を当てるのではなく，どのようにして日々の対人関係的なやりとりを処理しているか（どのように気持ちを表現しているか，どのように境界を設定しているか）というところに焦点を当てる。このやり方は曝露に焦点を当てる治療が適応とならない患者にとっての選択肢となり得ると同時に，曝露だけでは扱い切れない現実生活の対人関係という点をカバーするものである。

1. 症　例

　26歳のB子は，1年前に，交際を始めたばかりの相手からレイプされた。そのことについてのフラッシュバックや悪夢を繰り返し，仕事もやめ，男性を見るだけで身体が震えるので外出も困難になって自宅に引きこもった。両親と同居をしていたが，過干渉で否定的な両親にはレイプされたということをとても打ち明けられなかった。両親には単に「仕事が合わないからやめた」としか伝えていなかった。それに対する両親の反応は「今はやりのニートなの？　これからどうやって生きていくつもり？」という批判的なものだった。両親が持ってくる見合い話も怖ろしくてたまらず，B子は家の中でも自室に引きこもるしかなかった。

　B子はPTSDの診断を明らかに満たしていた。また，大うつ病の診断も満たしていた。そこで，それらの診断を下し，「病者の役割」を与えた。レイプという体験を，「役割の変化」と位置づけて，治療の焦点

とした。

　この「役割の変化」によって失われたものはたくさんあった。それまでごく気軽に男性と出かけていたが，あらゆる男性が警戒すべき対象に見えるようになった。つまり，男性に対する信頼を失ったのである。この喪失は，特定の男性との外出に留まらず，あらゆる社会的なやりとりに波及した。家の外は危険な場所だという感覚がぬぐえなくなった。また，以前は普通の女性だと思っていた自分のことを，汚れた存在だと思うようになった。自尊心が失われたのである。

　治療で最も注目したのは，ソーシャル・サポートにおける喪失であった。Ｂ子には何でも打ち明けられる親友Ｃ子がいたが，レイプされたことは話せていなかった。Ｃ子は結婚を控えており，「堅実な」「清らかな」人生を歩んでいたからである。Ｃ子にレイプのことを打ち明けると，「どうしてそんな相手とつき合おうと思ったの？」と軽蔑されるに違いないと思った。あるいは，理想的な結婚をするＣ子から「哀れむべき人」として見られることも心配だった。急に仕事をやめたＢ子のことをＣ子は心配して電話やメールをしてきたが，Ｂ子はあえて距離を置いたため，Ｃ子との関係もぎくしゃくしていた。家族からは「ニート」と批判され，親友との関係も変質し，Ｂ子の孤立は高まっていた。それが，レイプという外傷体験と相まって，自分は生きていく価値のない人間だという確信につながっていた。

　Ｂ子の治療では，主に，この失われたソーシャル・サポートに焦点を当てることになった。母親を面接に呼んでみると，「私が厳しく育てすぎたから，Ｂ子は社会的な能力を失ってしまったのでしょうか」と見当違いな自省をしていることも明らかになった。Ｂ子が事実を伝えないことで母親が自分を責めているという構造がわかったため，Ｂ子は母親にレイプの事実を伝えることを決意した。さまざまなオプションが考えられたが，お互いに傷つく可能性が最も低い方法として，Ｂ子は同席面接の中でその話をすることを選んだ。それまでの面接の中で，私は一貫し

第4章 対人関係に焦点を当てるということの意味——PTSD，摂食障害

てB子に共感的であり，レイプは本人の責任ではなく百パーセント相手が悪いのだということをB子に話し続けており，B子は私に対して強い信頼感を抱いていたからである。もしも母親が「どうしてそんな人と……」というようなことを言ったとしたら，私がきちんと擁護してくれるだろうという安心感をB子は持つことができていた。母親に自らの体験を打ち明けるという大きなステップを踏むことは，治療者との信頼関係と，PTSDについての心理教育の両側面から可能になったと言える。

実際に母親にレイプのことを打ち明けると，母親は泣いて，「そんなひどいことを今まで黙っていたのね」と言い，悩みを気軽に打ち明けることができない母親であったことを詫びた。それは母親だけの問題ではなく，ことの性質ゆえに人に打ち明けることがとても難しいのだということも私は母親に説明したが，B子は，母親が自分に共感的であったことに驚き癒される思いがしたという。B子は男性である父親には伝えないでほしいと母親に頼んだが，結局母親は父親に伝えてしまった。父親は「許せない相手だ。本当だったら訴えてやりたいが，B子の今後を考えて我慢する」と言った，ということを聞き，B子は約束を破った母親に少々の失望を感じたが，むしろ父親の反応に再び驚き，両親が自分の味方であることを実感することになった。

これらの体験を経て，B子はC子にも自分の体験を打ち明けることを決意した。これは同席面接で行うのではなく，B子が自分で話すということになった。話し方のロールプレイが行われた。そして，もしもC子がこの話を受け止めることができなかったとしたら，という可能性も話し合った。その際には，それはC子側の受容能力の問題なのではないか，という話すらできるようになっていた。

現実には，C子は涙を流して話を聞き，「話してくれてありがとう。今まで役に立てなくてごめんね。辛かったね。これからは何でも話してね」と言ってくれた。B子は何度も，「私のこと，汚いと思わない？」と確認し，C子は「何言ってるの。あなたはただひどい目に遭っただけ

でしょう」と応えた。

　これらのプロセスの中で，Ｂ子が社会を見る目に変化が生じてきた。つまり，人は案外信頼できるもので，自分が被害に遭った相手はむしろ「例外」なのではないか，ということであった。Ｂ子はアルバイトを始めた。まずは，女性客しか相手にしないネイルサロンで働き始めた。安定して働けることがわかると，自分には少なくとも働く能力はあるのであって，後は徐々に男性との関わりを増やしていけばよいのだという課題が確認できた。実際に，一度，女性客の同伴で男性が来たことがあり，全身がガクガクと震えたが，「あの人はあの女性の彼氏。私をレイプすることはあり得ない」と心の中で呪文のように唱えて，その場を乗り切ったということも報告してくれた。これは，治療で練習したことでもなく，Ｂ子自らが考え出したコーピングスキルであった。

　治療の終結期に今回の体験を振り返ったＢ子は，両親との関係がむしろ改善されたことを嬉しそうに語った。また，最初は自分が危険な事態を招いたという自責ばかりが強かったが，「それでも結果として悪いことをしたのは相手の方だ」という見方ができるようになった，とも述べた。それは実はＢ子の長年の課題であり，何でも自分の責任だと抱え込んでしまう傾向があったという。治療の初期には，Ｂ子は自分のことを「どの男性が安全かを見分けることもできない駄目な人間」「男性をその気にさせてしまう隙のある人間」と言っており，それらを変えることが自分の課題だと考えていた。これらの課題に直接取り組むことなく，Ｂ子は自らの課題に対する認識を変えることができたのである。ここに至るには，Ｂ子が性被害について勉強して，自分の感じ方が特異ではないということを学んだということもあるが，何よりも身近な両親や親友の受け止め方の影響が大きかった。

　デートはまだ再開していなかったが，Ｃ子が全面的な協力を約束していた。まずはＣ子が「絶対に安全」と太鼓判を押す相手と，Ｃ子カップルも一緒にどこかに出かけてみよう，という話が進行していた。Ｂ子

第4章　対人関係に焦点を当てるということの意味——PTSD, 摂食障害

まだ怖さを感じていたので，C子はその計画をB子のペースで進める，ということも保証してくれていた。

[症例の考察]

　　この症例の治療では，曝露に焦点を当てることもなかったし，フラッシュバックなどの症状に焦点を当てることもなかった。単に，対人関係のやりとりとソーシャル・サポートの再構築に焦点を当てた。焦点を当てたのは「現在の対人関係」という限られた領域であったが，結果としてその領域に留まらない効果が生じるということはB子の例からも知ることができる。また，興味深いことであるが，治療では曝露に焦点を当てないにもかかわらず，身近な対人関係の改善に伴い，患者は自発的にトラウマを思い出させるもの（B子のケースでは「男性」）への曝露を試みることが多いことが知られている。

【文　献】

1) Fairburn CG, Norman PA, Welch SL, O'Connor ME, Doll HA, Peveler RC. A prospective study of outcome in bulimia nervosa and the long-term effects of three psychological treatments. Arch Gen Psychiatry. 1995 ; 52(4) : 304-12.
2) Agras WS, Walsh T, Fairburn CG, Wilson GT, Kraemer HC. A multicenter comparison of cognitive-behavioral therapy and interpersonal psychotherapy for bulimia nervosa. Arch Gen Psychiatry. 2000 ; 57(5) : 459-66.
3) Wilfley DE, Welch RR, Stein RI, Spurrell EB, Cohen LR, Saelens BE et al. A randomized comparison of group cognitive-behavioral therapy and group interpersonal psychotherapy for the treatment of overweight individuals with binge-eating disorder. Arch Gen Psychiatry. 2002 ; 59(8) : 713-21.
4) Mizushima H, Ono Y, Asai M. TCI temperamental scores in bulimia nervosa patients and normal women with and without diet experiences. Acta Psychiatr Scand. 1998 ; 98(3) : 228-30.

「医原性役割の変化」という考え方
気分変調性障害, 社会不安障害

　急性期のうつ病に対する治療法としてスタートした IPT は，その後，気分変調性障害や社会不安障害など，より慢性の障害に対しても用いられるようになった。どちらの障害も対人関係的な要素が強いものであるため，妥当な進化ではある。しかし，急性うつ病エピソードにおいては「発症のきっかけ」に関連した対人関係問題領域に焦点を当てるというやり方が適切であるが，例えば発症後 10 年以上（数十年という場合も少なくない）も経過している気分変調性障害の患者の「発症のきっかけ」が仮に存在したとしても，それを治療焦点とすることにはあまり意味がないだろうということは容易に考えられる。また，気分変調性障害の性質から考えて，発症時期が明らかでないことも多い。そのような例では治療焦点となる問題領域をどのように決めていけば良いのだろうか。

　そこで考え出されたのが，「医原性役割の変化 (iatrogenic role transition)」という考え方[1]である。「医原性役割の変化」とは，治療によって引き起こされる「役割の変化」であると言われている。治療によって病気が「治る」ということは，どんな場合でも，それまでの「病者としての役割」から「健康人としての役割」への変化を伴うと言える。それは急性うつ病エピソードでももちろん顕著に表れるものであり，他の「役割の変化」と同じように感情に注目したり新たなスキルを

第 5 章　「医原性役割の変化」という考え方——気分変調性障害，社会不安障害

考えたりする必要がある。これは，うつ病患者の復職などにおいて大いに活用できる概念である（第 7 章参照）。

　慢性の障害を持つ患者の場合，急性エピソードの患者に比べると，健康な自己の記憶が遙か彼方になってしまっている，というところに大きな特徴がある。多くの患者が，「生まれてからずっと同じようだった」と言い，健康だった自分の記憶を持っていないものである（実際には，初期に詳しく病歴を聴取していく過程で，おおよその発症の時期は明らかにすることができる）。思春期に発症している患者も多く，そのような患者においては大人として健康だった自分という記憶がない。したがって，急性エピソードの患者に比べて，治るべき着地点が見えない，というハンディがある。

「医原性役割の変化」はそこに注目したものであると言える。現在の自分を「病気の自分」と定義し，「健康な自分」という新たな役割へと移行していくところに焦点が当てられている。大人になる前の発症の場合，これは全く新たな目で自己と社会を見ていく，ということにもなり得る。なぜかと言うと，長年の経過の中で，患者は病気を「病気」としてではなく「自分の性格」として認識するようになっているからである。そのような患者に対して，実際にはそれは「性格」ではなく，慢性だけれども治療可能な「病気」なのだということを認識させることは，それ自体が「医原性役割の変化」であり，治療的である。

　うつ病患者は，急性だろうと慢性だろうと自責感や罪悪感を強く持っているものであるが，慢性のうつ病の場合には，病気としての注目を浴びるチャンスが少ない分，その自責や罪悪感はさらに強い傾向にある。患者は自分の抑うつ状態（「暗く，自信がなく，だめな自分」として認識している）を密かに自分の「性格」の問題として認識し，自分を責め，そんな自分の「正体」が露見しないようにと必死で生きている。

　このような患者が気分変調性障害の症状のみのために治療を求めることはあまりない。多くが，急性うつ病が上乗せされた「二重うつ病」の

状態で受診したり，続発性の摂食障害やアルコール乱用などの問題が生活の妨げとなって受診したりする。実際に，摂食障害やアルコール乱用を主訴とする患者に対して注意深く病歴聴取を行っていくと，それに先行する気分変調性障害を発見することも少なくない。このような場合，摂食障害やアルコール乱用は，気分変調性障害に対する患者なりの自己治療の試みであると言える。晴れない気分や自信のなさを何とかしようとして，ダイエットやアルコールに走った，と考えることができるからである。

I 気分変調性障害の症例

D子（25歳）は，高校時代に発症した神経性大食症で受診した。彼女の病歴を詳細に聴取していくと，実は中学時代から気分変調性障害と診断される状況にあった可能性が浮かび上がってきた。D子は異常によく勉強する中学生であった。成績が下がってしまったら，自分は登校することなどできないだろうと考えていたからであった。一つの試験が終わると，解放感など感じる余裕もなく，「次の試験に向けて」勉強を始めたという。

やがて「息切れ」が始まった。中学3年の頃には学校に行かれなくなった（この時期は，二重うつ病であった可能性もある）。中高一貫校であったため高校には進学したが，全く登校できないため，通信制の高校に転校した。自分を責める毎日だったが，「やせれば事態が良くなるかもしれない」と，ダイエットを始めた。数カ月間，無月経となるような低体重になったが，すぐに過食嘔吐に転じ，月経も再開した。D子はそんな自分のことを「ダイエットすら続けられないだめな人間」と責めた。

高校はかろうじて卒業し，専門学校に入学したが，「過食がひどくなったので」結局1カ月も登校できないまま中退した。それ以降25歳の今に至るまでほとんど引きこもって過食嘔吐を続けてきた自分を「生きる能力がない」と責めている。

D子の病歴を聴取する中で，私は意識的に「中学生の頃からうつ病

第5章　「医原性役割の変化」という考え方——気分変調性障害，社会不安障害

だったみたいですね。そして，それを乗り越えるために，さまざまな努力をされてきたみたいですね。通信制の高校に移って何とか卒業したのも，ダイエットをされたのも，その努力の一環だったようですね」ということを強調した。ここでは，D子が「誰もが行ける学校に行かれなかったり，通信制の高校に行ったり，ダイエットに失敗するなど，いろいろと間違った道を歩んでしまったためにこんな状態になった」というように，「自分が悪かったから現状に至った」と思いこんできたものを，「そもそも病気になっていたのであり，それをコントロールしようとしていろいろな努力を行ってきた（成功はしなかったが）」と枠組み直している。これも「医原性役割の変化」の第一歩である。

「思春期のうつ病，特に慢性のうつ病は，こうやって見逃されることが多いのです。それはD子さんの責任でもありませんし，ご家族が怠慢だったというわけでもありません。病気だということにその時点で誰かが気づいていればもっと早く楽になっていたでしょうが，今の医療の水準や慢性のうつ病の難しい性質を考えれば，『その時点で気づく』という選択肢はあまりなかったのだと思います。もちろん病気ですから，きちんと治療しないと治らないのですが，反対に言うと，病気だから，治療すれば治るということなのです。D子さんはご自分のことを『生きる能力がない』とおっしゃいましたが，本当にそういうことだったら大変です。でも，幸い，ことは『能力』という根本的な問題ではなく，単に病気なのでそれを治そうということなのです」と私はD子に伝え，「医原性役割の変化」に向けてのフォーミュレーションをした。

D子はもちろんこのフォーミュレーションをすぐには受け入れず，「それは言い訳のような気がするんですけど」と言った。それに対しても私は「そういう感じ方も，この病気に特有のものですね。もちろん，それも症状の一つですから，この時点で今の説明に納得すべきだとは言いません。納得はしなくても，一つの考え方として理解できるかどうかだけ教えていただきたいのです」と言った。ここでは「説得で変わるも

のであれば，それは病気の症状とは言えない」という理屈を示しているが，それは「医学モデル」を徹底するものである。

D子は躊躇していたが，「理解しにくいのでもう少し説明してほしいというところがあったら言ってください」と促すと，「考え方として理解はできます」と消極的に言った。「その理解が納得に変わってくると，病気が治ってきたということになるでしょうね」と私は付け加え，「医原性役割の変化」のイメージを示した。

それからも，毎回の面接で気分変調性障害特有のネガティブな認知をD子が語る度（例えば，叔父に「気合いを入れれば治る」と言われて無理やり仕事をさせられ調子を崩し，「やっぱり私は何をやってもだめな人間なんだ，と感じました」と言ったとき）に，「今は病気ですからそのように感じるのも仕方がないですが，でも考えてみれば，『気合いを入れれば治る』と言って無理やり働かせる，ということでうつ病が治るわけがないですよね。今までここではD子さんのペースをどう守るか，という課題に取り組んできたのに，全く反対のことが起こったのですから，調子を崩して当然ですよね。どうですか，そういう考え方に少し慣れてきましたか？」と尋ねていった。第12回の面接までにはD子は「はい」と答えるようになり，その理解を身近な人たちにも共有してほしいという願望を控えめに表現するようになった。

[症例の考察]

D子は，「すべては生きる能力がない自分のせい」という認識から，「病気の症状として現状が起こっており，それは治療可能である」という認識へという変化の中で，有効な治療を進めていくことができた。16回の毎週の治療の後には，月1回の維持治療期に入ったが，この時期には就職もし，対人関係のトラブルがあっても，ある程度は「相手側の問題」として客観的に見ることができるようになった。

気分変調性障害に対する「医原性役割の変化」とは，障害そのものについての心理教育によって成し遂げられる面が大きいと言うことができ

第5章 「医原性役割の変化」という考え方——気分変調性障害, 社会不安障害

る。IPTではI軸障害を持つ患者に対してII軸診断を下すことには大変慎重な姿勢をとる（後述86ページ）が, その姿勢がなければ徹底して「医原性役割の変化」を追求していくことは難しいかもしれない。

II 社会不安障害（社会恐怖）の症例

　気分変調性障害と同じく, 社会不安障害は慢性の障害である。社会不安障害の人は社会的な状況において恥をかくことを怖れている。つまり, 間違ったことを言ったりやったりすること, 赤面すること, その他, 他人の目に愚かに, あるいは無能に映ることである。結果として, 社会的なやりとりや親しい人間関係を避け, ソーシャル・サポートもほとんどないという傾向にある。したがって, 社会不安障害の中心的な病理は, IPTの適切なターゲットであると考えられる。

　社会不安障害も気分変調性障害と同じく慢性の障害であるため, リプシッツ（Lipsitz）ら[2]はやはり「医原性役割の変化」の概念を適用した。新しい対人関係のオプションを探ることによって, 患者は非適応的な社会的やりとりを変えて, より効果的に機能するようになり, 気持ちも改善する。そのプロセスを通して, 長く続いてきたパターンは, 治療可能な病気であり自分自身の本質的な部分ではないということを認識できるようになる。治療自体が, 治療者と患者が始める, 健康に向けての「役割の変化」となる, ということである。

　気分変調性障害の患者と同じく, 社会不安障害の患者は, 自分の社会的機能について希望を感じていないので, 新しい社会的状況に入るには, かなりの励まし, 支え, ロールプレイを必要とする。

1. 症例提示

　40歳の男性Eは, 大うつ病で会社を休職していたが, 抗うつ薬により大うつ病が寛解した後にも残存し実質上職場復帰を妨げている社会不安障害の治療のために受診した。Eは, 大学受験の際に「何を勉強して

も頭に入ってこない」という状態になり，自信を喪失し，受験する大学のランクを落とさなければならなかった（この時期には思春期のうつ病を患っていた可能性がある）。それでも大学時代には良い友達もできて，それなりに大学生活を謳歌した。問題が始まったのは就職してからである。比較的社会的な評価の高い会社に就職することができたのだが，周りが一流大学出身者ばかりで，自分だけが疎外されているように感じたという。彼はこの「遅れ」を取り戻そうと，ことさらに「マッチョに」仕事をしようとしたが，ある日，女子社員が「Eって，感じ悪いよね。自分だけが偉いと思っているのかしら。ろくな大学も出ていないし，仕事もできないくせに」と陰口をきいているのを聞いてしまった。これはもちろん大変なショックで，その日は気分が悪くなって早退した。

　その時以来，「たかだか女性の陰口じゃないか」と自らに言い聞かせようとするのだが，「こいつ，三流大学出で仕事もできないくせに，と思われているのではないか」と思うと，仕事のプレゼンテーションも苦しくなり，同僚と昼食をとったりすることもできなくなってしまった。その後，約1年前まで，孤立した会社生活を送ってきた。約1年前，後輩が自分の上司になる，という屈辱的な体験があった。それを機に，彼のバランスが崩れ，大うつ病を発症した。医師の意見により，職場は彼に休職を認めた。

　大うつ病は抗うつ薬によって寛解したが，彼は「職場に戻ったらまた同じことが起こるのではないか」という不安が強く，復職に前向きになることができなかった。同時に，自分の休職期間が長引いて，職すら脅かされているということも自覚していたため，ますます焦りを感じた。40歳という自分の年齢を考えると，再就職という可能性も低いと思ったし，「三流大学出」の自分が今以上の会社に入れるとはとても思えなかった。

　私はEを社会不安障害と診断し，それは治療可能な慢性疾患だと言った。Eは「自分が三流大学出である限り問題は解決しないのではないか」と言ったが，そういう感じ方も社会不安障害の症状なのだと説明した。

　まずは，復職に向けてのEと会社とのやりとりの詳細を聞いた。驚

第5章 「医原性役割の変化」という考え方——気分変調性障害, 社会不安障害

いたことに, Eは産業医から面談の要請が再三あったにもかかわらず, それらに返事すらしていなかった。Eはそれを, 「こんな状態では会社に戻せるわけがない, と判断されるのが怖いから」と言ったが, 相手から見れば「戻る気があるのだろうか」と思われても仕方のない反応だった。また, 会社の人事に対しては, 面談や電話でなく, メールのみによって連絡をとっており, その文面からは, Eが労働法などを盾にとってとても攻撃的になっていることがわかった。いわく, 「会社の社員の不適切な言動によって自分は病気になったのであり, 会社は社会的責任を果たす必要がある。会社の対応によっては, 弁護士への相談も考えている」というような具合に, である。これでは会社側が脅かされて感じてしまい, Eのような「危険人物」の扱いに困っているのではないかと考えられた。

Eの実際のコミュニケーションを振り返りながら, どちらの関係においても, 「どうしても会社に戻りたい。でも, 戻れなかったらどうしよう」という希望と不安が全く伝えられていない, ということをEと話し合った。Eは, 「休職中の社員がそのような気持ちを持っているのは当然のことだから」, 伝える必要があるなどとは考えたこともなかった, と言った。同時に, そのような気持ちを伝えると, 「三流大学出で仕事ができないからそんなにみじめなことを言うのだ」とつけこまれるのではないか, という懸念も表現した。

ここではEが会社に期待することは何なのか, という整理が必要だった。しばらくの話し合いを経て, Eは復職を最優先したい, という自分の気持ちを確認することができた。仕事にはそれなりにやりがいもあったし, 将来に向けての安心にもつながる, ということが理由だった。そこで, 復職を最優先に考えた場合に, どのようなコミュニケーションが効果的であるかを共に検討した。

さらに, 最初に陰口をたたかれた頃のEの言動を振り返ることによって, 必要以上に自分を「マッチョに」見せようとしていた姿が浮

かび上がってきた。実際のEはもっと繊細な人間だった。女子社員に反感を持たれたのは，出身大学でも仕事の能力でもなく，そのような「マッチョな」振る舞いにあったのではないか，という可能性を話し合った。Eはそうかもしれないと認めた。

　Eは，産業医に連絡をして，今までの音信不通を詫び，「先生の鶴の一声で，自分の復職が決まるのかと思うと怖くて」と冗談半分に理由を説明した（この言い回しについては，治療の中のロールプレイで練習した）。産業医は笑い，「僕にはそんな力はないよ」と，気持ちよく面談の約束をしてくれた。また，人事には，自分が現在治療で何を学んでいるかを伝え，それを復職後に生かしていきたい，ということを述べた。人事からもポジティブな反応が返ってきた。さらにEは，唯一信頼できる上司と会って，職場における自分がなぜ嫌われたのかについて率直な意見を聞きたい，と言った。上司はまずEが早く復職できるように協力できることは何でもしたいと言ってくれた上で，やはり，Eは緊張すると偉そうに見えるのではないか，ということを教えてくれた。「偉そうに見えない」話し方を，いろいろな状況でロールプレイし，産業医に対して成功したように，冗談半分で本音を言う，という戦略が採用された。

　16回の毎週の治療が終わった後には，月1回，1年間の維持治療の契約をした。維持治療の期間中に復職日が決まったが，「こんなに長くいなかったので，きっと皆さん私のことをお忘れだろう，と心配しながら出社しましたが，またここで仕事をさせていただけることになって本当に嬉しいです。休職していた間のことなど，わからないことだらけですので，どうぞお手柔らかにご指導ください」と，本音をきちんと伝えながら，しかもまじめになりすぎない最初の挨拶を何度もロールプレイした。この最初の挨拶はなかなか評判が良かったようで，Eは，かつて自分をバカにしていたような同僚の表情が柔らかく見えたという。

[症例の考察]

　　　Eの治療においては，16回の面接では「復職」というテーマに

第5章 「医原性役割の変化」という考え方——気分変調性障害, 社会不安障害

絞った治療を進めた。そのために,「復職を最優先に考えると,何が必要か」というEの役割を明確に考えることができた。仕事の領域で自信をつけると,より一般的な場でのリスクを冒してみる気なる患者は多い。Eも,維持治療の期間に復職を果たし,友人関係も以前より広がった。同僚との話の中で,以前のEがいかに「偉そう」で取っつきにくかったかということがわかった。

Eの治療における「医原性役割の変化」は,自分が嫌われるのは「三流大学出だからだ」と理由づけていたところを,社会不安障害という病気のため,必要以上の不安を感じる結果として「偉そうな」態度をとってしまい,実際に何がコミュニケーションされているのかということを冷静に見ることができなくなる,とフォーミュレーションされた。

なお,Eもそうであるが,気分変調性障害の患者も社会不安障害の患者も,病歴があまりにも長いことが多いため,短期治療で集中的に「医原性役割の変化」の概念を浸透させた後は,維持治療に移行し,1〜2年間フォローアップして患者の自信を強化するという方法がよくとられる。

III 他の問題領域との関係

慢性の障害を持つ患者であっても,もちろん現在進行中の「対人関係上の役割をめぐる不和」があってそれに大変悩んでいるということはある。「悲哀」や実生活上の「役割の変化」に悩んでいる場合もある。そのような場合は,もちろん,それらの問題領域を治療焦点としてかまわない。それらの焦点が該当しない場合には,急性エピソードであれば「対人関係の欠如」を選ぶ,ということになるのだろうが,慢性の障害の場合には「医原性役割の変化」を焦点にしていく,と整理するとわかりやすいだろう。

ただし,どの領域を選ぶ場合でも,治療には実質的に「医原性役割の

変化」の要素が含まれる，ということは念頭に置いておく必要がある．「不和」に効果的に取り組んでいくためには，役割期待を明確にする必要があり，病気についての理解を深めることは不可欠である．「不和」にうまく対処できない大きな理由の一つに，「病気」という概念が欠落していることが挙げられる．相手との関係性の中に「病気」という要素をきちんと含めていけば，役割期待のずれが埋められるだろう．また，実生活における「役割の変化」に対応する際には，慢性のうつや不安の症状は大きなハンディとなる，という視点を持つことによって，変化にも適切に対処していくことができるだろう．

Ⅳ 「医原性役割の変化」という概念を利用する臨床的メリット

すでに見てきたように，「医原性役割の変化」は，治療のプロセスそのものでもあるわけだが，IPT の戦略を考える上で大きく二つのメリットがある．それらは，「対人関係の欠如」に関する問題と，パーソナリティ障害の問題である．

1．「対人関係の欠如」の採用を避ける

気分変調性障害や社会不安障害など慢性の障害を持つ患者は，一見すると「対人関係の欠如」という問題領域がまさに該当するように見える．長い経過の中では，対人関係を作ることも維持することも難しくなっているだろうし，ソーシャル・スキルも大きく抑制されているだろう．思春期に発症したような例では，成人として必要なソーシャル・スキルを身につけたことがない人もいる．「対人関係の欠如」という問題領域を選びたくなる臨床家は多いだろう．

だが，「対人関係の欠如」がきっかけで病気になったのか，病気の結果として「対人関係の欠如」の状況ができたのか，ということには大きな違いがある．そして，IPT の医学モデルは，まさにそこに注目したも

第5章　「医原性役割の変化」という考え方——気分変調性障害，社会不安障害

のである。「医原性役割の変化」は，後者に基づく考え方である。病気の結果として生じたものを本人が「自分のせい」だと認識しているところを，正確な認識に変化させるということである。

基本的に，気分変調性障害や社会不安障害の患者で，「対人関係の欠如」しか該当する問題領域がないと思われる場合には，「医原性役割の変化」を問題領域として選ぶ。そして，患者が「自分のせい」だと思いこんでいる領域を，根気強く，自信を持って，「病気のせい」だと伝え直していく。

39ページで述べたように，「対人関係の欠如」はIPTの中で最も扱いにくい領域である。また，慢性の障害を持っている患者に対して，「対人関係の欠如」を適用するということは，正確なフォーミュレーションとは言えないし，ただでさえ絶望的で自責的な患者を，ますます絶望的で自責的にするというマイナスの効果も考えられる。

2. パーソナリティ障害を容易に診断しない

IPTの一つの方針として，Ⅰ軸障害（臨床的疾患）の存在のもとではⅡ軸障害（パーソナリティ障害）の診断は慎重にする，ということがある。これは何もIPTに限った話ではなく，Ⅰ軸障害が寛解すると，「パーソナリティ障害に見えていたもの」が消失したり，かなり緩和されたりするということについては，臨床的なエビデンスもある[3]。これが最も顕著なのは，大うつ病の患者である。大うつ病エピソードの最中にはきわめて依存的で回避的で頑固に見えていた「パーソナリティ」が，エピソードが寛解するとほとんど気にならない程度になる，ということはおもしろいほどである。その鮮やかさは，急性エピソードならではのことだろう。まずはⅠ軸障害を治療してからパーソナリティの問題に，というふうに治療プランを立てておいても，実際に後者が必要なくなることは少なくない。

気分変調性障害や社会不安障害の患者は，往々にしてパーソナリティ

障害が併存している，と考えられてきた。実際に，操作的な診断基準だけを見れば，回避性パーソナリティ障害，自己敗北性パーソナリティ障害などの診断は容易につくだろう。しかし，「医学モデル」を強調するIPTでは，明らかにII軸診断がI軸診断に先行している場合などを除き，I軸障害の存在下では極力II軸障害の診断を避ける。

「医原性役割の変化」は，この姿勢がなければ活用できないものである。患者の多くがパーソナリティ障害の自己診断をしている。「自分は性格が変だから，何事もうまくいかない」というふうに，である。「自分は性格が変だから」ではなく，単に「気分変調性障害（あるいは社会不安障害）という病気にかかっているから，その症状のために」うまくいかないのだ，ということを理解させることが，「医原性役割の変化」という考えに基づくIPTである。それは，本人にとっても重荷を軽くし，取り組むべき課題を明らかにすると同時に，周囲の人たちにとっても，どんな結果が期待できて，自分たちはそのためにどんな役割を果たせるのか，ということを明確にする。対人関係における役割期待のずれを埋めていくためにも非常に有用な考え方である。

【文　献】

1) Markowitz JC. Interpersonal psychotherapy for dysthymic disorder. Washington, DC : American Psychiatric Publishing ; 1998.
2) Lipsitz JD, Gur M, Miller NL, Forand N, Vermes D, Fyer AJ. An open pilot study of interpersonal psychotherapy for panic disorder (IPT-PD). J Nerv Ment Dis. 2006 ; 194(6) : 440-5.
3) Loranger AW, Lenzenweger MF, Gartner AF, Susman VL, Herzig J, Zammit GK et al. Trait-state artifacts and the diagnosis of personality disorders. Arch Gen Psychiatry. 1991 ; 48(8) : 720-8.

共感と教育の両立
境界性パーソナリティ障害

　IPT の治療者の姿勢については第 2 章で述べたが，IPT 治療者は基本的に患者の代弁者としての温かい立場をとり，評価を下さない無条件の肯定的関心を患者に注ぐ。しかし行動化の激しい患者など，単に支持的・共感的な姿勢をとるだけでは不十分な症例ももちろん多い。第 3 章で IPT と支持的精神療法の相違点を述べたが，その相違点である IPT の戦略は，まさに教育的な要素を持つ。そういう意味では，IPT は「共感」と「教育」の両立による治療法であると私は考えている。どちらが欠けても IPT は成立しない。本章では境界性パーソナリティ障害を例にとり，その点について述べたい。

　境界性パーソナリティ障害に対するコロンビア大学の修正[1]では，治療を第 1 期と第 2 期に分けて概念化している。第 1 期は，16 週間で 18 回のセッションを行い，強い治療同盟を築き，フォーミュレーションを提供し，IPT の概念を紹介することが目的となる。第 2 期では 16 週間の毎週のセッションを行う。これは，「見捨てられ不安」が強く安定した対人関係を築けない患者に対しては，教育的なプロセスに入る前に，無条件の肯定的関心を中心とした治療期を持つ必要があるということを反映していると考えられる。少年の非行などに対応するときも同じであるが，人間として共感されたと感じなければ，どれほど立派な教育

第6章　共感と教育の両立——境界性パーソナリティ障害

を準備されてもそもそも聞く耳を持つことができないということは臨床的に妥当なことであるだろう。

I 共感の持つ意味

　無条件の肯定的関心を伝え，共感的態度で話を聴くことは，すでに治療的効果がある。まず，患者は病気である自分に罪悪感を抱いていることが多い。罪悪感の扱いは治療の一つのポイントとなるが，患者のあるがままを受け入れることは，罪悪感を減じる効果がある。「話を聴いてもらっただけで良くなった」と言う人がいるのは，そういうことである。自分の感じ方が不適切だと思っている人にとって，ただ共感的態度で聴いてもらうということには，感情を正当なものとして認めてもらうという意味がある。「感情の励まし」はまさにそれを目的とした技法であるし，治療者が患者の話に関心を持って耳を傾けるという探索的技法も，そのような意味づけを持つ。IPTの治療者は，患者の味方としての立場を明確にして治療に臨むが，自らの感情が「正しい」のかどうかがわからない，という患者にとって，治療者が患者の感じ方を正当なものだと肯定することには大きな意味がある。

　IPTでは限られた期間における変化を目標とするが，そのためには変わろうとする意志が重要である。これは，「変われ」と言ってその気になってもらえるものではない。変わることへの不安をよく表現してもらい，それを共感的態度で聴くことによって，患者の現状へのしがみつきを軽減する必要がある。ここでも，患者は「変われない自分」に罪悪感を抱いているものであり，「変われ」と言われれば言われるほど，その罪悪感が刺激され，不安が高まり，ますます変われなくなる。「変われない自分」を無条件に認めてもらうことは，罪悪感の手放しにつながり，不安も減じ，変化へのハードルが下がるのである。

II 教育の持つ意味

　精神科領域において，何よりも重要な教育は，病気についての教育であろう。症状を「症状」として理解していないことによって，本人の悩みや家族との軋轢が多々起こってくる。例えば，うつ病の症状を「怠け」ととらえて患者本人は自分を責め家族も腹を立てている，というような状況はよくあることだが，これを放置してはならない。「対人関係療法の適応」として紹介されてくる患者の中にも，うつ病についての教育を本人と家族にするだけですむような人が時としている。忙しい日常臨床では，ゆっくりと病気についての教育をしている暇もないという気持ちになるが，これも時間の有効活用の方法であり，結果的には時間の節約につながる。

　教育の方法としては，質問紙の利用も症状評価を兼ねた実用的なやり方である。質問紙に記入された項目を振り返りながら一緒に症状を再確認していくという方法をとってもよい。このような観点からも，IPTでは評価尺度を定期的に行うことを推奨している。

　「症状についての教育」と言っても，何も体系的に講義のように行うことを意味するのではない。例えば，「私は人に好かれない」と訴える患者に，状況をよく聞いてみると，友人から連絡をもらったきり患者が連絡を返していない，というようなこともある。それを指摘すると，「でも，いくらこちらから連絡していなくても，向こうが私に関心を持っていれば連絡してくるはずです」と患者は言うだろう。そういうときに，「うつ病のときにはそう考えますよね。それがうつ病の症状ですから。そう考えれば，辛いですよね。うつ病でなければ，相手が連絡してこないのは，こちらが連絡していないためなのだから，連絡をとってみよう，と思うものですよね」というふうに話すことも，重要な心理教育である。患者が「いくらこちらから連絡していなくても，向こうが私に関心を持っていれば連絡してくるはずです」と言った後に沈黙したりただ

第6章　共感と教育の両立——境界性パーソナリティ障害

うなずいていたりすると，患者は自分が言ったことを治療者が追認したと感じる。また，「そんなことないでしょう」などと真正面から言い返してしまうと，患者は自らの感じ方を否定されたと感じる。患者の感じ方は受容しつつ，それはうつ病のせいだということを伝えることは十分に可能であり，共感と教育の相性は良いと言える。

　また，わざと驚くことが教育につながることもある。それは，その病気を作ることにつながってきたような，患者を追い込んできたような考え方が語られるときである。例えば，上司から「人間のくず」と言われたのに「でも，仕事ができない私が悪いんです」などとうつ病の人が言っている場合には，わざと驚いて，「そんなひどいことを言う人がいるんですか？」と言い，「それはひどい目に遭いましたねえ」「そんなことを言われたら誰でも腹が立ちますよねえ」と，正当な感情についての心理教育をする。このような驚き方は，もちろん，患者の罪悪感を刺激するよりも軽減するものである。なぜなら，これは患者の感じ方を否定するものではなく，患者が受けた扱いのひどさを強調することで，その結果患者が感じているネガティブな気持ちを肯定する効果があるからだ。

　IPTにおいては，病気についての心理教育に加えて，症状と現在の対人関係を結びつけるという視点を提供し，どのようにすれば現在の対人関係を改善することで症状を軽減することができるかというスキルを与えることが最も重要な教育となる。

　なお，本章で扱う境界性パーソナリティ障害については，まずはその診断基準を理解してもらうことが教育の第一歩となる。「境界性パーソナリティ障害（臨床現場では「ボーダー」と呼ばれることが圧倒的に多いが）」という病名は，蔑称として用いられることがあまりにも多いからである。次に提示する症例もそうであるが，それまで「あなたはボーダーだから」と侮蔑的に言われてきた，という外傷体験を持つ患者はとても多い。そういう患者に対して，私は信頼関係が確立するまでは境界性パー

ソナリティ障害という診断を控え，DSM の診断基準を見ながら，どのような症状が特徴である病気かということを冷静に話し合えるようになって初めてきちんとした診断を伝えるということもよく行う。境界性パーソナリティ障害の患者は，だいたいがうつ病か摂食障害などを併存しているので，まずはそちらを主病名として治療をスタートすることも可能だからである。

III 症 例

　20代前半のＦ子は，境界性パーソナリティ障害とうつ病の併存で母親に連れられて受診した。医大１年の発症以来，閉鎖病棟も含めて日本中の名だたる医療機関はほとんど経験したという患者であった。結局大学は中退することになり，「自分の人生をこんなふうにしたのはあんたたちだ」と両親に対して暴れ，家に火をつけようとしたこともある。また，しばしば自傷行為を繰り返していた。自傷行為はリストカットや「根性焼き」（タバコの火の押し当て）が主であったが，中には入水など致命的な結果につながりそうなものもあった。

　彼女の育った家庭は，内科医である父親が亭主関白として君臨しており，母親に対しては否定的で，気に入らないことがあると暴力をふるうこともあった。また，「離婚するぞ」が父親の口癖だったが，実家との間に葛藤を抱えており，何の資格も持たない母親は，離婚などできるわけもなく，父親の屈辱的な扱いに耐えていた。母親は，一人娘であるＦ子には「お父さんみたいな人と結婚しても離婚できるように，手に職を持って一人で生きていけるように」と教育熱心で，Ｆ子は医者になりたくもなかったのに医大に進学させられた。医大への進学は，父親も満足させた。父親はＦ子をかわいがっており，母親のことを「あいつは馬鹿だから，あまり影響を受けない方がいい」と言っていた。Ｆ子は父親に逆らわず，かわいい娘を演じていたという。

　医大に入学し，交際していた同級生から「中身がない」と言われ振ら

第6章　共感と教育の両立——境界性パーソナリティ障害

れたことをきっかけに，F子は死にたいと明確に思うようになった。思い返してみると，自分の人生は両親の犠牲になってきたのであり，何の内容もないということを確信した。両親を喜ばせようと医大に入学したが，医者になりたいわけでもなく，だからと言って何をしたいのかが全くわからなかった。尊敬できそうな人から何かを言われるとその通りに振る舞うが，すぐに相手に失望し，尊敬が怒りと絶望に変わり，自分がやっていることにも意味が見いだせなくなる，ということを繰り返していた。

　魅力的な外見を持つF子は，ほとんど常に男性との関係があった。現在は「カリスマ」と呼ばれる美容師と交際していた。F子が客として彼のもとを訪れたことがきっかけであった。

　発症のきっかけとなった失恋について尋ねると，F子は「私は境界性人格障害だから何でも人のせいにしているだけかもしれない」と答えた。それまでの生活歴や治療歴の中で，何らかの異議を申し立てると「すぐに人のせいにする」と言われてきたらしかった。ここで改めてF子に境界性パーソナリティ障害の診断をすると，おそらく感情的に「この治療者も同じだ」という反応をして即座に脱落するリスクが高かったため，この時点ではF子を境界性パーソナリティ障害と診断することを避け，併存していたうつ病の治療としてフォーミュレーションした。F子は，自分は確かにうつだが，とにかく自殺したいので，治療を受ける気はないと言った。しかし，IPTがうつ病に対するエビデンス・ベイストな治療法であること，IPTを受けてもなお死にたいと思うのであれば，そのときには本当に死ぬことも含めて一緒に選択肢を考える，と伝えると，渋々16回の治療に同意した。

1. 対人関係質問項目

　最初の面接では，F子と現在の恋人との関係を聞いていった。

私：彼とはどんな感じでおつきあいしているのでしょうか？

F子：彼は毎日連絡をしてきますね。私からすることもあるし。

私：彼はF子さんの病気についてはご存知なんですか？

F子：はい。ずっと精神科にかかっているということは知っています。

私：病気に対する彼の態度はどんな感じなんでしょうか？

F子：私が普通のときは普通です。私の調子が悪いときは「これは本当のF子ではない」と突き放す感じで接します。

私：そうするとどう感じますか？

F子：孤独感，孤立感，罪悪感ですね。自分自身に対して，なんて醜いのだろうと思って，自傷行為をしてしまいます。彼は前は優しい感じのタイプだったんです。でも，今は，私の調子が悪いときは，「それが毎日だと，聴いている方も疲れちゃうから嫌だよ」と言われます。ここのところますます売れっ子になったので，ますますそう言うようになりました。

私：そう言われるとどういう気持ちになりますか？

F子：悲しくなるけれども，彼とは結婚する気もないので，割り切っています。今は彼に依存している。病気になって失うものが多かった中，出会えたのは彼だけだったから。だから彼に執着しているんです。自分でもずるいと思うけれども，別れられるようになるまで自分でちょっと時間をかけている状態だと思っています。

私：彼と結婚する気がないというのを，もう少し教えていただけますか？

F子：美容師と結婚する気はありません。父のことは軽蔑しているけれど，物質的には何でも与えてくれました。父と母だって，結婚したときにはそれなりの愛情があったのだと思う。だから，私は愛情が続くなんて，信じられないんです。お金

第6章　共感と教育の両立——境界性パーソナリティ障害

の方がずっと確かです。医者になっていたらお金には不自由しなかったのだろうけれど，私にはそんな能力もなかった。大学をやめてからは，水商売をしたこともあるし，人の愛人になったこともあります。全部お金のためです。どちらも続かなくて，結局父の元に戻った私は情けない人間です。彼は今は確かに売れっ子だけれど，美容師なんて不安定な職業の人と結婚する気はない。それに，今は私のことを愛してくれているけれども，今後どうなるかわからない。彼は結婚相手の候補にもならないんです。

　理屈っぽい話に陥ることを防ぐため，また，信頼関係を築くため，ここではあえてＦ子の結婚観に踏み込まず，治療の焦点として可能性のある領域を挙げた。それは，Ｆ子が支えてほしいときに「疲れちゃうよ」と言って支えてくれない彼のパターンであり，問題領域としては「対人関係上の役割をめぐる不和」に該当するものであった。「恋人なんだから，助けてほしいときには助けてもらえるようにした方が良いと思いますが，そんなことを中心にした治療を受けてみたいと思うかどうか，考えてみてください」と伝えた。
　その週のうちに母から電話があり，Ｆ子も治療を希望しているということだったので面接の予約をした。
　予約日前日にＦ子から電話があり，自分がまた深いリストカットをしたこと，そのために入浴できていないので受診できない，ということを伝えてきた。私はＦ子に「治療は自分のために受けるものであり，入浴していようといまいと，自分にとって役に立つと思えば利用すれば良い」ということを伝えた。Ｆ子は自殺念慮などをいろいろと語った後で，「先生に会って，今まで治療を受けてきた先生とは全く違うということを感じました。すべてを正直に話すので助けてください」と言った。ここでも，そのＦ子の期待を評価することなく，単に「正直に話

すのは治療上とても大切なことでしょうね。では明日お待ちしています」と治療関係の説明にもなる形でF子を受け入れた。

第1回面接の予約時間の少し前に母から電話があり，F子が母と口論して走行中の車から飛び降りて家に帰ってしまった，とのことだった。今からでも受診するように促し，短時間の面接が実現した。この「その時点で取り得る選択肢を現実的に検討する」という対応は，IPTの姿勢そのものである。また，F子の行動について解釈も評価もしなかった。

2．直近の具体的なエピソードを拾う

面接ではそのエピソードを「母との間に起こった対人関係上の出来事」として聞いた。

> 私：今日のお母さんとのエピソードについて教えてください。
> F子：彼といろいろあって，そのことについて母に「彼も疲れていて限界がある。別れた方がいい」と言われ，混乱してしまったんです。
> 私：お母さんのアドバイスをどういうメッセージとして聞いたんですか？
> F子：「彼に申し訳ないから，今の私はだめだから，彼の前からいなくなりなさい」というふうに聞こえました。自分でも彼に対して悪いからいなくなってしまおう，と。これ以上失いたくないんです。唯一得た彼に強烈に執着しています。嫌われたくないから治りたい，と必死でがんばってきました。彼がいなかったら，治療なんて受けないでとっくに死んでいたと思います。

この後にF子は自殺念慮について観念的な話をしたが，遮りも焦点

第6章　共感と教育の両立——境界性パーソナリティ障害

化もしなかった（つまり，信頼関係を築くためにF子の主体性を尊重しつつ，治療焦点をずらさないようにした）。その上で，恋人との関係を治療の中でどう位置づけたいかを尋ねると，「彼を信頼できるようになりたい」と言った。カリスマ美容師である彼には，ファンである女性客がたくさんいた。彼は「F子だけが特別な存在」と言ってくれていたが，F子は，彼が仕事の日には毎日のように不安になり，何度も職場に電話をしたり，彼が電話に出られないと手首を切ったりしていた。

　同伴していた母に本日の発言の真意を聞くと，F子が彼と電話をしているときに彼の怒鳴り声が母のところにまで聞こえてくるので，娘が粗末にされていると感じ，そんな彼とつき合うことがF子の病気にとっても良くないのではないかと感じるのだということだった。母はそのニュアンスが伝わるような言い方をしただろうか，と尋ねると，「どうしてもこの治療を受けさせなければ，という気持ちが先に立ってしまって，今日はF子の行動にイライラしてしまい，言い方がきつかったと思います」と母は認めた。F子は母の真意を聞いた後でも，彼と別れるなど死刑宣告と同じだ，と泣いた。

　とにかく彼との関係の中であまりにも不安が大きいことは共有できたため，彼との関係に焦点を当てて，F子がもっと安心できることを目指す，ということで治療契約が結ばれた。治療を続けていくための最低限の構造化として，深いリストカットをしない，飛び降りをしない，というように，「取り返しのつかない」自傷行為はしないということを約束してもらった。構造化はIPTの重要な要素ではないが，IPTという環境を維持するために最低限必要な要件として，行動化の激しい症例に対して自殺行為や他害行為についての制限を設けることはある。

3. 治療関係の利用

　その後の治療も，F子の周辺で起こる派手な出来事を中心に話し合いながら進めていった。F子はIPTの本を読み，「ほとんど全部自分に当

てはまる治療法だと思ったけれども，一つだけ当てはまらないことがあると思いました。うつ病の人は自分の気持ちをストレートに表現できない病気だと書いてあったけれども，確かに私も昔はそうでした。でも今は違うんです。今は家族にも彼にもストレートに自分のことを表現したりぶつかっていったりするようになったけれども，度合いがうまくいかないんです。悪いとわかっていても，ストレートにならざるを得なくなって」と言った。そこで，「悪いとわかっていても」という部分も伝えて初めてストレートなコミュニケーションなのではないか，という点を指摘すると，F子は母親と顔を見合わせて驚いていた。治療における目標の一つを「本当にストレートなコミュニケーションができるようになること」とし，その第一歩として治療関係を例に挙げた。「治療関係の利用」の技法を生かすためには，治療の最初に，治療あるいは治療者に対して違和感があるときには必ずそれを伝えるということを約束してもらう必要がある。治療者はどうしても権威者であって，治療者についての違和感を表現しない患者はむしろ「常識的」とも言えるからだ。通常の治療環境において違和感を表明しなかった患者に対して「どうして言わなかったのだ」と言うことはフェアではないということにもなる。特に境界性パーソナリティ障害の患者の治療においては，脱落を防ぐためにも「治療関係の利用」を避けては通れないので，最初にきちんと話し合っておくことが重要である。

　F子の場合，治療関係の構築は比較的容易であったが，第4回の面接を欠席した。その日は母のみが，F子の日記を持って受診した。そこには，「前回の面接で，先生と母が彼の肩を持っているように感じた」と書かれていた。第4回の欠席は治療環境を作るために大いに役立った。まずは，日記を母に渡すという形であっても自らの違和感を約束通りに表現できたF子をほめた。そして，なぜそれをその場で表現できなかったのかを考えてもらうことを宿題にした。

　また，境界性パーソナリティ障害の治療の場合，キャンセルなどの扱

第6章　共感と教育の両立——境界性パーソナリティ障害

いは寛大にする必要がある。続けて 3 回欠席して初めて脱落例として扱っている研究もある[2]が，F 子の場合も，自らが来られない日には，①母が F 子の日記を持って受診すること，②次の予約日までの間に F 子が私に電話をかけること，という 2 つの条件を満たせば全く問題がないということにした。また，F 子は 16 回という期間制限をとても気にしていたため，2 つの条件をきちんと満たした欠席の場合には面接回数は減らないということも取り決めた。

　F 子はその 3 回後の面接にも来られなかった。このときは，恋人との再交渉を自分なりに始めたところ，彼の冷たい側面が見え始め，別れた方が良いのではないかという考えが浮かんでしまったことで不安定になった結果であった。母が受診し，F 子は約束通り電話をかけてきたが，懸命に謝っていた。これに対して私は，2 つの条件を決めたときに，それを満たせば全く問題がないということを明確にしたのだから，謝る必要もなければ罪悪感を抱く必要もないということを説明した。この「治療関係の利用」は，F 子の他の人間関係にも応用可能なものであった。F 子には，よくわからないけれども謝るというパターンがあった。自分が何に対して謝っているのか，そもそも謝る必要があるのかどうかを考えられるようにしていく必要性が話し合われた。

4．境界性パーソナリティ障害についての心理教育

　欠席時の扱いについて話し合った面接において，境界性パーソナリティ障害という診断名に初めて言及した。これは，欠席しても許されるということ，また，日記に私への批判（と F 子は思っていた）を書いたのに，それを前向きに評価されたことで，F 子が治療に安心を感じ始めたタイミングであった。

　境界性パーソナリティ障害については，DSM-IVの診断基準を見せ，いかに今まで F 子が違うニュアンスでこの病名を冠されてきたかということを話し合った。そして，見捨てられたくないと思うと衝動的に反

対の行動に出てしまう，という非効果的なコミュニケーションをとる病気としてその本質を話し合った。彼との間でも，見捨てられたくないと思うと「別れる」と言ってしまったり，リストカットをしたり，というように，結果として見捨てられることにつながりうる行動をとっているということが確認された。以前に話し合った「本当にストレートなコミュニケーションができるようになること」という目標を，改めて診断の中に位置づけた。

また，衝動に振り回されずに治療を続けるための方策として考えられた2つの条件のようなやり方は，他の人間関係においても応用可能なことではないかということも話し合った。

5．問題領域における進歩

恋人との関係を治療焦点にし，そこで起こっていることをよく観察していくと，F子が恋人との関係によって大きく不安定になることが明らかになった。F子が不安定になるときの彼との会話のコミュニケーション分析をしてみると，彼がF子のことを「頭が狂っている」「人間としておかしい」「こんなことが続くようなら，もう自分とはバランスのとれない人間だと思うしかない」などという発言を頻繁にしていることが明らかになった。それに対するF子のパターンは，ひたすら謝るか，暴れるか，リストカットするか，というものだった。彼の発言は「人として許されないこと」（transgression）であり，それに対して謝ったりするのはおかしいのではないか，という視点を提供していった。父が母に対して侮蔑的な態度をとる環境で育ったF子には，それらの発言が「人として許されないこと」であるという感覚がなかったが，実際に彼女は傷ついているので不安定になるのだ，ということが徐々に理解されていった。

F子と恋人との不和の再交渉が難しかったのは，F子が別れようとすると彼が優しく歩み寄ってくる，というパターンのためだった。この

第6章　共感と教育の両立——境界性パーソナリティ障害

ため，F子は何度も「別れ損ない」，再び傷つけられる，ということを繰り返した。私はF子に「別れるべきだ」などと方向性を指示するようなことは一言も言わなかったが，「できればこれ以上傷つかないでほしいけれども」とF子の味方であることをはっきりと伝えながら，「こうやって一歩一歩確認していくことも今のF子さんには必要な作業なのかもしれませんね」とF子のプロセスを前向きに評価した。F子は「別れる」と言ったのにまた彼と性交渉を持ったということで私に軽蔑されるのではないかと感じており，そのために治療から脱落しそうになったこともあったが，「必要な作業」として肯定されることによって，罪悪感が減じ，治療を継続することができた。

16回の治療の最後の頃に，両親も協力して彼と別れるという計画を立てたが，F子はそれよりも早く別れてしまい，また彼に優しくされて戻ってしまい，結局16回の治療の間には別れまでには至らなかった。

週1回・全16回の治療の終結期に，今後の治療についての話し合いをした。通常の維持治療は月1回であるということを伝えるとF子は動揺し，「やっぱり死ぬことにしました。死に方を教えてください」などというメッセージを留守番電話に残したりしたが，本当に言いたいことは何なのかを聞くと，「これから月1回しか先生に会えなくなるのは不安なんです」ということを容易に述べた。これは一つの「役割期待のずれ」であって，交渉する権利がF子にはあるはずだと伝えると，F子は，「本当はこのまま週1回来たいけれども，自分の力を試してみたいところもある。月1回でも大丈夫だと思えるようになるまで，2週間に1回来てもいいですか？」と自分の要望を述べることができた。このF子の，自分の要望を明確にして言葉で伝えるという能力の向上を祝い，F子の要望を聞き入れる形で維持治療は2週間に1回のペースで始まった。半年後，F子は月1回の治療に変えることを受け入れた。その後，月1回の維持治療を1年間続けたが，その間には新しい男性との出会いがあり，美容師の恋人とは別れ，新しい恋人に大切にされていると

いう感覚を持ちながら精神的な安定を保てるようになっていた。新しい恋人は会社員で決して裕福ではなかったが，F子にとってはすでに問題ではなくなっていた。

　維持治療の終結はきちんと扱われ，F子は不安を表現しながらも，「もしも本当に困ったときにはまた連絡していいですか？」と自分の要求を伝え，受け入れられ，治療を終結することができた。自分の不安を不安と認め，不安を少しでも緩和する方法を言葉で述べることができ，短期治療の終結期のように自殺念慮で置き換えることはなかった。

6. 付随的な進歩

　F子の治療において，焦点化されたのは恋人との不和であった。しかし，治療目標にはしていなかった人との不和にも本人が自発的に取り組むということはIPTにおいて多く見られる。特に，境界性パーソナリティ障害や神経性大食症など，比較的「エネルギーレベルの高い」患者の場合には，頻繁に起こることである。病名に関わらず，目標にしていなかった領域で患者が進歩を始めることは，成功したIPTの後半にはよく見られることである。

　F子の場合も，焦点にしていなかった父親との関係に自ら取り組んだ。治療の比較的初期に，自分は今まで父親の味方のような顔をしてきたけれども，本当は母親をないがしろにする父親が許せないのだということを父親に直接伝え，その直後にそれを取り消して謝罪した。

　その後，F子の治療に同席し続けた母親が，父親との関係を変化させ始めた。言うべきことを言うようになったのである。以前よりも歳をとったこともあるのか，それとも本来そういうタイプなのか，母親がはっきりとものを言っても父親は思ったほど悪い反応を示さなかった。

　これらのプロセスを経て，F子は第10回の面接が終わった後，父親に手紙を書いた。母親を軽蔑する父親を見て，自分は軽蔑されないようにしたいと懸命に努力してきた。勉強もそのためにやった。病気になっ

第6章　共感と教育の両立——境界性パーソナリティ障害

てからは，いつ父親に見捨てられて追い出されるのかと，そればかりを心配してきた。心配すればするほど，買い物依存のように大金を使い，家を傷つけ，暴れ，見捨てられるような行為に及んでしまった。そういう病気にかかっていたということが，この治療を受けて理解できるようになった。自分は父親のことを嫌いだと思ってきたが，よく考えてみると見捨てられるのが怖いということなのだと思う，という内容だった。父親はその手紙を読んだ後，F子に「親が子を捨てることはないんだよ」と一言伝えたと言う。このやりとり以降，恋人と別れるというF子の試みがさらに勇気のあるものになった。

まとめ

「共感」を提供する非特異的因子を高めるためには人間としての温かさなどが要求される一方で，「教育」を提供する特異的因子については，治療法としての科学的認識がとても重要である。つまり，エビデンスに基づく治療を行うということである。精神療法はあくまでも治療法であり，その点においては薬物療法や手術と変わるものではない。薬物療法や手術と同様，効果や安全性を検証した上で利用すべきである。私自身も，うつ病や摂食障害，社会不安障害などにはIPTを行うが，強迫性障害の人には認知行動療法（CBT）を行う。それは，強迫性障害にIPTが有効であるというエビデンスがなく，CBTにはエビデンスがあるからである。患者の特徴によっても，IPTとCBTのどちらが向くかということを臨床的に判断しているが，この領域の研究としては，うつ病の重症度による違い[3]，パーソナリティによる相違の可能性[4]などが行われているものの，まだまだ少ない。IPTでは，鑑別治療学の概念をとても重視しているが[2]，治療者の専門性ではなく患者の特性に応じてエビデンスに基づく精神療法が選ばれる時代にならなければならない，と私も信じており，今後さらに研究が進むことが望まれる。

【文　献】

1) Markowitz JC, Skodol AE, Bleiberg K. Interpersonal psychotherapy for borderline personality disorder : possible mechanisms of change. J Clin Psychol. 2006 ; 62(4) : 431-44.

2) Weissman MM, Markowitz JC, Klerman GL. Comprehensive guide to interpersonal psychotherapy. New York : Basic Books ; 2000.

3) Elkin I, Shea MT, Watkins JT, Imber SD, Sotsky SM, Collins JF et al. National institute of mental health treatment of depression collaborative research program. General effectiveness of treatments. Arch Gen Psychiatry. 1989 ; 46(11) : 971-82 ; discussion 83.

4) Barber JP, Muenz LR. The role of avoidance and obsessiveness in matching patients to cognitive and interpersonal psychotherapy : empirical findings from the treatment for depression collaborative research program. J Consult Clin Psychol. 1996 ; 64(5) : 951-8.

対人関係スキルと医学モデルの「矛盾」を考える
反復性うつ病

　医学モデルをとる IPT では，うつ病の再燃・再発の扱い方は明らかである。つまり，うつ病とは，再燃・再発をしやすい病気であるという事実に基づいて考えるということである。そして，それに応じて，IPT においても，適切な場合には継続治療や維持治療が行われる。フランクら[1]の定義によれば，エピソード解決後 6 カ月以内の治療は再燃予防を目的とした継続治療であり，寛解後 6 カ月を超えて行われる治療は，再発予防を目的とした維持治療となる)。

　うつ病はそもそもが再燃・再発しやすい病気であり，それは患者の落ち度ではない，ということを明確にするのが医学モデルである。

　一方で，IPT では，対人関係スキルと症状との関連を強調する。終結期に話し合われることの一つに，次に同じような対人関係問題に出会ったとしても，以前とは異なるやり方で対応することができ，それが再発予防につながる可能性がある，ということがある。

　この 2 つはよく考えてみると互いに矛盾した考え方である。後者ばかりを強調すると，対人関係スキルを十分に高めれば再発を予防することができるということになり，再発することは，本人の対人関係スキルの不足を意味するということになってしまう。そうすると，うつ病患者の特徴である自責が強化されるだろう。一方，前者ばかりを強調すると，

第7章　対人関係スキルと医学モデルの「矛盾」を考える——反復性うつ病

再発予防のためにできることがあるという視点が失われてしまい，予防医学的な取り組みができなくなってしまう。この２つのバランスは重要なものだと考えられる。

そのバランスは，以下の２つの観点から考えることができる。

I 病気に対する脆弱性を認識する

例えば，糖尿病のような病気を考えるとわかりやすいと思うが，病気に対する脆弱性というものは無視できない要素である。つまり，ある病気には，もともと「なりやすい人」と「なりにくい人」がいて，「なりやすい人」はより注意が必要だということである。糖尿病について言えば，糖尿病に「なりやすい人」は，「なりにくい人」に比べて，やはり食生活や運動に配慮する必要があるということになる。このことは明らかに本人の落ち度ではない。単に，そのように生まれついただけである。脆弱性の認識は医学モデルの一つの特徴であると言えるが，その人がうつ病になったり再発したりするということは，単に脆弱性があるのであって，本人の人格的な弱さを表すものではない，ということである。

よく，喫煙の発癌性について語るときに，「自分はヘビースモーカーだが，80歳を過ぎても生きている。だから，喫煙と癌とは関係がない」という人がいるが，さすがに最近ではその言葉を鵜呑みにする人は少ないだろう。たまたまその人は喫煙によって癌になりにくい体質であったということであって，癌になりやすい体質の人が喫煙をすれば癌になる，ということは以前よりも知られてきている。うつ病などの精神科的疾患についても同じであって，ある人が，強いストレッサーにさらされてもうつ病にならないからと言って，うつ病になる人が「弱い」「おかしい」ということではないのである。

また，うつ病の場合，エピソードの反復回数が増えるほど，その後の再発もしやすくなるということが知られている[2]。つまり，複数回のエ

ピソードがある人が，さらに再発するということは，別の人が初めてうつ病になるよりも起こりやすいことであり，それだけ本人のコントロールを超えた問題である，ということになる。

　IPTにも継続治療や維持治療があるということを説明するのも有用である。初回のうつ病エピソードで急性期の治療に反応した場合には，通常，それ以上の治療は行われない。でも，その結果として患者が再燃・再発をした場合には，本来であれば継続治療や維持治療をすべき症例であったのにしなかったために起こったこと（これは治療者にも予見不能なものなので，治療者の法的責任が問われる類のことではないが）として位置づければ，ますます患者の罪悪感を減じることにつながるだろう。

II 対人関係は相互作用である

　いかに脆弱性を認識しても，本人に可能な配慮には限度があるということは，うつ病の場合，糖尿病よりも明らかである。対人関係スキルという概念が一人歩きすると，あたかも全ての対人関係を患者が一人でコントロールできるかのようなイメージを与えてしまう。そのように考えれば，再発を招いたということは本人のスキル不足以外の何物でもない，ということになるだろう。

　だが，それはIPTが本来意図することとは異なると私は考えている。IPTでは確かにコミュニケーション・スキルや，対人関係ストレスを「役割期待のずれ」という観点から考える，などという対人関係スキルを与えるが，全ての問題がそれでコントロールできるわけではない。

　何と言っても，突発的に大きなストレッサーに見舞われる，ということがある。本人のコントロールを超えたところで，大きな「役割の変化」が起こったり，それまでの常識を超えるようなストレスフルな人物に出会ったりすることもあるだろう。これらの大きな出来事に直面して病気が再発することは，本人の実力不足とは言えないだろう。

　過労でうつ病になった人に残業を断るスキルを与えたとしても，社会

第7章 対人関係スキルと医学モデルの「矛盾」を考える――反復性うつ病

的な経済情勢が変わり，社員のすべてが残業しなければ会社がつぶれる，という状況になれば，スキルを生かす機会もなくなってしまうだろう。考え方にもよるが，これはやはり本人のコントロールを超えた問題として説明することができる。

IPT が他者との相互作用を強調する一つの意味として，人間の感情は他人の影響を受けるという事実を認識するということが挙げられると思う。つまり，自分がどれほど対人関係スキルで「武装」していようと，私たちは相互に影響を与え合うのである。再発したときに「自分の再発予防努力が足りなかった」と思う人は，まだまだ IPT をマスターしているわけではないと言えるだろう（繰り返すが，そのようなとらえ方は，治療場面では，うつ病の症状として位置づけられる）。

また，再発のきっかけになったエピソードを認識すると，それまで取り組めていなかった領域が明らかになる場合もある。病気を，「学習のチャンス」「変化のチャンス」として位置づけることによって，再発をネガティブなライフ・イベントではなく，ポジティブなライフ・イベントとして位置づけ直すことができるだろう（これも繰り返しだが，患者の現実的な苦しみへの共感は必要不可欠である）。

III 症 例

40 代の男性会社員 G は，5 回目のうつ病エピソードによって休職中であった。それまでは薬物療法を中心とした治療を受けてきたが，今回は会社がなかなか復職を認めないことに焦りを感じて，IPT を受けに来た。会社から「対人関係面の問題」を指摘されたということもあった。

G のそれぞれのエピソードを振り返ってみると，30 代の初めに起こった最初のエピソードこそ職場でのいじめがきっかけになっていたが，それ以降は，特にいじめなどのエピソードもなく，復職後比較的短期間のうちに再発をし，再び休職するということになっていた。これらの経過を振り返る中で，G がうつ病の再発という可能性をほとんど無視

するかのように，復職後職場に適応しようとして過剰な働き方をしていたということが明らかになった。また，復職後に労られることにも抵抗を感じ，「自分は哀れまれなくてもちゃんと働ける」ということを示そうとして闇雲に働いていたということも明らかになった。それらの過労が再発につながったであろうことは明らかであった。

　Gは，復職のたびに職場で「病気の人」という視線で見られたことが自分への蔑視に感じられたということを打ち明けた。また，主治医からは残業を禁止されていたが，それを守っていなかったということも明らかになった。営業職であった彼は，上司の前では残業していないような振りをしていたが，その後も営業をして成績を少しでも上げようとしていたのだった。

　Gの治療でまず取り組んだのは，うつ病は再発しやすい病気であり，Gのように5回目のエピソードともなれば，次の再発が起こる可能性も非常に高いということの認識であった。実はこの点が，会社と大きくずれているところであった。会社側は，復職するたびにすぐに休職するというGのパターンから，「今度こそは二度と再発しないということが証明されない限り復職を認めない」ということを明言していた。

　Gは会社側の言い分に乗るような形で，「絶対に再発しないように治療してください」ということを初めに述べた。このことが，まず，治療における心理教育の第一歩につながった。つまり，そんなことは不可能だということである。Gは今後再発しないかもしれないが，再発する可能性も高いということを前提に，職場にどれだけ迷惑をかけないですませるか，という点を交渉することで復職を可能にしようということになったのである。

　その上で，「二度と再発しないということが証明されない限り」などという非科学的・非現実的な要求を会社がしてくるのはなぜかということを探るために，Gの今までの再発の経過を聞いた。すると，いつもギリギリまで無理をして，突然会社に行かれなくなる，というパターンが

第7章　対人関係スキルと医学モデルの「矛盾」を考える──反復性うつ病

明らかになった。これでは職場も迷惑だろう，ということはＧも合意した。だが，Ｇは，「病気の人」という目で見られることを極度に嫌っていたことと，初発のきっかけが会社におけるいじめだったということもあり，職場の迷惑を考えるということを今までしたことがなかったのだ。

　これらのことを振り返った上で，復職に向けたＧの交渉が始まった。まず，復職の条件を「二度と再発しないということを証明する」ことから，「病気の性質上，もしかすると再発するかもしれないが，早めに兆候に気づき，職場に迷惑をかけないように随時相談する」ことへと変えてもらうように産業医および人事と話し合った。話し合いの中では，何度も過去のいじめへの恨みがよみがえり，「会社を訴えてやりたい」というＧの気持ちが治療においては語られたが，とにかく復職を優先させるという目的に立ち返りながら会社との話し合いを継続した。

　話し合いは容易ではなかったが，Ｇが今までのエピソードを振り返り，会社に迷惑をかけないようにと無理をしたことがかえって会社に迷惑をかけたということを認めることができると，急速に復職への道筋が開けた。Ｇの維持治療は，復職後数カ月経過するまで続けられた。これは，復職という「役割の変化」に対応するためであった。それまでのＧの再発は，この「役割の変化」にうまく対応できなかったために起こったとも考えられた。

　復職は明らかな「役割の変化」である。それは，「病者の役割」から「再発の可能性を持った健康人の役割」への変化である。そこには当然不安があり，その感情の表現を励まし，感情を正当化することによって，前進を可能なものにしていく必要がある。また，主治医を中心としたそれまでのソーシャル・サポート・システムに代わるものを育てる必要がある。家族はもちろん，直属の上司や同僚に病気を理解してもらうことがこれに当たるだろう。Ｇも，最も信頼できると感じていた上司に病気や自分の弱点をよく説明した。Ｇのことを心配していた上司は，定

期的に飲みに行ってGの悩みを聴くという約束をしてくれた。

　また，「再発の可能性を持った健康人の役割」という新たな役割で必要とされるスキルには，再発時の早期発見・早期対応が含まれる。Gの「早めに兆候に気づき，職場に迷惑をかけないように随時相談する」という条件は，そのスキルに含まれることになる。Gのケースでは，「役割の変化」を困難にしていた理由の一つが，「二度と再発しないということを保証する」という会社側の要求であった。こんな要求をされたら，あらゆるうつ病患者が復職できないだろう。この点については，今までの経過の振り返りから，会社が迷惑に思っていたのは再発そのものではなく，何の前兆もなく突然来なくなるというGのパターンであったことが明らかになり，解決可能なものになった。これらは，「役割の変化」において必要とされる課題そのものであり，Gは今回これらの課題に正面から取り組むことによって，復職という難しい「役割の変化」に適応したと言える。

[症例の考察]

　　　　Gの治療においては，対人関係スキルと医学モデルの双方を矛盾なく活用したと言うことができる。まず，「二度と再発しないということを証明する」という会社側の要求を認めないことで，うつ病は再発しやすい病気であるということを明確にした。二度と再発しないことなど，どんな精神科医でも保証することはできないので，この認識の変化がなければ今回の復職はあり得なかった。同時に，今後Gが再発するとしても，それが即失職を意味するというわけではない，という担保にもなった。

　　　　その際の担保に含まれるものとして，Gは「早めに兆候に気づき，職場に迷惑をかけないように随時相談する」ということを約束した。これが，今までのGに欠けていた対人関係スキルであった。Gは何でも自力で成し遂げようとする傾向にあり，直属の上司にすら何かを相談するということがなかったのだ。その結果，職場は突然のGの

第7章　対人関係スキルと医学モデルの「矛盾」を考える──反復性うつ病

脱落に振り回されてきたということになる。会社側が指摘した「対人関係面での問題」というのも，このような傾向を指していたことが考えられる。

　Gが随時相談するという姿勢をとることによって，おそらく再発の可能性は以前よりも下がるであろう。今までのように，復職して間もなく再発するというような事態は予防できると考えられる。しかし，再発のリスクは常に頭に置いておくべきことであり，その際にどうするか，ということをシミュレーションできたことが，今後もこの会社で仕事をしていくというGのイメージの強化につながった。

　なお，Gがかなりの期間こだわっていた「そもそもは会社におけるいじめが原因だったのだから」という姿勢であるが，これもIPT的な視点からは興味深いものであった。役割期待に関するものだからである。Gは会社に何を求めるのか，ということを話し合った。本気で訴訟を起こして会社を敵に回すということも選択肢の一つとして存在していたが，よく話し合ってみると，Gはそんなことを求めているわけではなかった。Gはうつ病が寛解しているにもかかわらず無為に過ごす毎日を嫌っており，とにかく復職を求めていた。そのような目的を考えると，「そもそもは会社におけるいじめが原因だったのだから」という点を強調することには意味がないどころか逆効果であるということをGも理解した。これはGに対する人権侵害を正当化するというような次元の問題ではなく，将来的に会社に対して訴訟を起こすことがGにとって本当に合理的な選択になるような日が来たら，そのときにそうすれば良いだけのことだ，ということをGも理解した。大きく見れば，これも，コミュニケーション分析の側面を持っている。会社側に何を伝えているのか，それはGが本当に伝えたいことなのか，ということを振り返っているからである。

【文 献】
1) Frank E, Prien RF, Jarrett RB, Keller MB, Kupfer DJ, Lavori PW et al. Conceptualization and rationale for consensus definitions of terms in major depressive disorder. Remission, recovery, relapse, and recurrence. Arch Gen Psychiatry. 1991 ; 48(9) : 851-5.
2) Keller MB, Lavori PW, Mueller TI, Endicott J, Coryell W, Hirschfeld RM et al. Time to recovery, chronicity, and levels of psychopathology in major depression. A 5-year prospective follow-up of 431 subjects. Arch Gen Psychiatry. 1992 ; 49(10) : 809-16.

思春期にIPTを用いることの意味
問題行動も含めた思春期うつ病への応用

　IPTが適用されている対象を見ると，それぞれにIPTを適用する理論的根拠を強く感じる。例えば，産前・産後のうつ病では，基本的に薬物療法を行いにくい時期であり，かつ，大きな「役割の変化」の時期である，ということを考えれば，IPTが最適な選択肢の一つであると言えるだろう。最近開発されている，認知障害を持つ高齢うつ病患者に対して介護者も含めたIPTを行うこと（IPT-CI）[1]も，認知障害に伴う対人関係上の混乱を考えれば，IPTがとても適した領域であると言える。また，HIV抗体陽性など重大な意味を持つ身体疾患の診断を「役割の変化」ととらえることは，残された人生をどう生きるかということが中心的なテーマである患者本人にとってはとてもメリットが大きいだろう。HIV抗体陽性患者のうつ病に対するIPTの効果はCBTよりも有意に高い[2]が，現実への適応というテーマにとどまらず，ソーシャル・サポートを含めた今後の生活の構築に楽観的な焦点を当てるIPTの長所が生かされたのだろうと考察されている。

　思春期にIPTを用いることもまさにその代表例の一つであり，IPTを適用する理論的根拠は強い。IPTは思春期うつ病向けに修正され（IPT-A）[3]，学校内クリニックで用いた場合の効果（ハミルトン抑うつ評価尺度，小児全体的評価尺度，生活スタイル質問票（SAS-SR），Clinical Global

第8章　思春期にIPTを用いることの意味——問題行動も含めた思春期うつ病への応用

Impression Scale のすべてにおいて有意に大きな改善）が明らかにされており[4]，思春期患者の実生活の中で適用可能なものであることが示されている。また，未修正のIPTをCBTと比較した研究[5]も大変興味深い。IPTもCBTもウェイティングリスト群に比べて有意に抑うつ症状を減じたが，IPTはCBTに比べて自尊心と社会適応を増す効果があった。自尊心も社会適応も思春期における発達上の重要な課題であり，この結果はIPTを思春期患者に対して適用する上での実証的根拠になるだろう。本章では，思春期にIPTを用いることの意味を整理するとともに，実際に問題行動を伴うことも多い思春期患者への応用の仕方を考えてみたい。

I　思春期うつ病にIPTを適用する理論的根拠

　思春期うつ病に対してIPTを適用する理論的根拠としては，まず思春期においてうつ病が多く見られるということが挙げられる。これは，その大部分が実際には診断されていないと考えられ，単なる「問題行動」として扱われている可能性が高い。「難しい年頃」と「思春期うつ病」は明らかに異なるものだが，社会的な認識は未だに低い。思春期うつ病について，特にIPT的な観点からの理解が深まることによって，予防的な効果も期待できるし，有効な治療を手軽に受けるための環境整備もできるだろう。

　また，反復性うつ病の患者の場合，その初発が思春期であったという症例も少なくない。その最初のエピソードは見逃され，治療されていない場合が多いが，成人うつ病患者として治療を受けることになると，初発は思春期であったことがわかる。気分変調性障害が思春期に発症することは多いが，これも病気としてはほとんど見過ごされているだろう。思春期に始まったうつ病は，成人期まで続いたり，再発したりすることが多いということが明らかになっている[6]。

　なぜ思春期にうつ病が多いのかということについてはさまざまな背景

があるだろうが，明らかに言えることは，うつ病のきっかけとなるストレッサーが思春期に多いということである。自らの心身が変化する時期であり，社会的な役割が変化する時期であり，依然として家族からは自立しておらず，そのコントロール下にある，という難しい時期である。思春期特有のストレッサーは明らかに存在する。

　発達上の課題は，うつ病のきっかけになると同時に，うつ病の結果としても起こる。思春期のうつ病は，心理社会的機能の重大な障害と関連することが多い。その中には，薬物乱用，10代の妊娠，自殺企図，学校からのドロップアウト，反社会的行動などが含まれる。これらを単なる「問題行動」として扱わず，医学モデルでとらえていくところにIPTの本領が発揮されることになる（120ページ参照）。

　また，思春期患者の場合，家族の機能不全を伴う率が高い。思春期患者の家族にうつ病や他の精神科的問題を抱える人がいることも珍しくない。IPTは家族との関係にも焦点を当てるものであり，家族の機能を高めることも期待されるし，家族の機能が不変であっても，そこに思春期患者が巻き込まれるリスクを減じることができるだろう。家族とどう関わっていくか，ということは，思春期にとどまらず生涯にわたる問題であり，治療で扱っておくことは役に立つと考えられる。

　思春期のうつ病に対する薬物療法にはさまざまな議論があり，そのエビデンスは一定していない。それに加えて，以上の特徴を考えると，IPTを思春期に用いることにはかなりの理論的根拠があると言えるだろう。

II 思春期うつ病にIPTを適用するメリット

　思春期うつ病にIPTを適用することには，いくつかの大きなメリットがある。まず，期間限定であることが挙げられる。思春期患者は通常「病人扱い」されることが嫌いで，治療を求めたり続けたりしたがらないものである（それは「格好の悪い」「面倒くさい」ことである）。いつまで

第8章 思春期にIPTを用いることの意味——問題行動も含めた思春期うつ病への応用

続くかわからない治療を延々と受ける気になる患者は少ない。最初から回数が決まっており，それも少ない回数であり，患者の回復に合わせてさらに減らすこともできるかもしれない，というIPTの構造は思春期患者にとって受け入れ可能なものである。また，IPTでは，思春期患者の特徴を重視し，電話を活用したりしながら治療構造をできるだけ患者の現実生活に合わせた柔軟なものにする。

第二に，IPTの目標が思春期の発達上のテーマと類似している，という点を挙げることができる。思春期には，親・学校・友人との不和や，就職・進学についての選択や，異性との関係を作る上での大きな選択など，IPTが焦点を当てるライフ・イベントが起こるものである。これらはIPTの焦点でもあり思春期の発達上の課題であるとも言える。そもそも思春期そのものが子どもから大人への「役割の変化」として考えられるため，そこでIPTに適したテーマが多く見られるのはむしろ当然のことでもある。

第三に，IPTの現実志向が挙げられる。思春期の患者は過去を黙想的に振り返ることよりも，現在を，そして将来をどう生きるかということに目が向いている。また，彼らは現実にさまざまな悩みを抱えている。IPTの「here and now（今ここで）」の焦点，過去ではなく未来への焦点，不和の認識と解決への焦点は，思春期に適していると言える。

最後に，IPT治療者のわかりやすいスタンスも挙げられるだろう。患者の代弁者であり，温かく，評価を下さず，気さくな人間関係を維持する。これは，思春期の人たちに最も信頼される「先輩」のイメージに他ならないのではないかと思う。病気の有無にかかわらず，思春期の人たちが「先生」という権威者よりも「先輩」を好むというのはよく知られた事実である。

Ⅲ 医学モデルにおける問題行動の扱い方

IPT-Aは，自殺や他害について治療者との最低限の信頼関係を維持

できる患者のみを対象としているが,それでもさまざまな問題は起こってくる。医学モデルをとる IPT では,うつ病に伴って現れる問題行動も,その範囲で考える。つまり,気力低下・苛立ち・不安などの症状によるものか,あるいは,薬物・アルコール・万引きのように,症状に対する自分なりの対処法としてとらえるのである。第5章で述べたが,慢性的なうつや不安への「自己治療」として薬物やアルコールに手を出す人は珍しくない。特に思春期においては,自らが病気であるという認識も持っておらず,仲間から疎外されるという不安も手伝い,問題のある物質に手をつけるということにつながりやすい。また,うつ病で気力や集中力が低下したために成績が落ちる,ということは極めてよく見られるが,その「やる気のない」様子を周囲から責められ,追い詰められて学校からドロップアウトする,というようなケースも多い。このような問題行動を医学モデルで考えると,患者の罪悪感を減じ,客観的・合目的的な視野を持つ助けとなる。

そうは言っても問題行動は問題行動であり,医学モデルが免罪符となって甘やかすことにつながらないか,という懸念はあるだろう。これに対しては,「病者の役割」が答えになると思う。「病者の役割」には,確かに健康人としての義務や責任が免除されるという側面もあるが,同時に,病者として回復に向けての義務を課されるという側面がある。つまり,病気であれば何でもして良いのではなく,病気の回復に向けて決められた努力をしなければならないということなのである。

IV 症 例

むちゃ食い/排出型の神経性無食欲症の H 子は,食物の万引きを繰り返しており,今回ついに警察に逮捕された。彼女の万引きは,主に,過食費を負担させている家族への罪悪感から起こっていた。そして,過食だけでは乗り越えられないような大きなストレスに直面したときに万引きをするというパターンも明らかになっていた。

第8章 思春期にIPTを用いることの意味——問題行動も含めた思春期うつ病への応用

　警察による2回目の取り調べの前日の面接で，H子は自分の病気を警察には明かしていないことがわかった。「病気だったら，本人の意志でやめられないだろうと思って刑務所に入れられると思う」というのがその理由だったが，同時に，病人として哀れみの視線で見られたくないのだということも明かした。この，自分の問題をきちんと他人に説明できず，望まない結果を引き受けざるをえないというH子のパターンは，すでに治療においても課題とされていたことだった。実はH子は万引きで捕まったという話を当初は私にも隠そうとしていたのだった。軽蔑されたくないというのがその理由であった。

　H子には次のように言った。「明日警察に行ったら，これが病気の症状であるということをきちんと説明してください。今まで根拠のある治療を受けたことがなく，今ようやくその治療が始まっているところですから，治療を続けるということを最優先に考える必要があります。そのためにできるあらゆることを一緒にしていきましょう」

　ここでは，万引きを「症状」として扱うことで罪悪感を減じると同時に，「治療を続けるということを最優先に考える」という義務を課している。万引きを繰り返す自分を恥ずかしく思い自殺念慮も高まっていたH子は，この対応によって再び治療意欲を取り戻した。

Ⅴ 思春期の治療を進めていく上での留意点

1. 対人関係質問項目

　思春期の患者に，系統立てて人間関係について説明させるのは難しい。したがって，思春期患者に対しては，「親しさサークル」（図）を用いて記入させる，という方法がよくとられる。そこに記入された名前について，いろいろと詳しく聞いていく。

　このやり方をとっても，質問にうまく答えられない，あるいは答えたがらない患者も少なくない。そのようなときには，質問攻めにするので

はなく，その相手とどんなことを一緒にやったことがあるか，相手との間にどんな記憶があるか，というようなことを聞いていくのが良い。これは思春期に限ったことではないが，感情について聞かれるよりも具体的な状況について聞かれた方が話しやすいものである。成人の治療であっても，特に「悲哀」の場合には，まずは具体的な状況を話してもらってから，それに関連する感情を表現してもらう，という順序をとることが多い。また，その作業自体が，出来事と感情の関連づけというIPTの一つの戦略を進めることにもなる。

2．病者の役割

思春期の場合，発達上の課題を念頭に置き，「病者の役割」は限定的に適用する。例えば，できるだけ登校は奨励する（学校におけるいじめなどが発症のきっかけであるような場合は別である）。大人は「学校など行かなくても」と思っていても，本人にとって「学校に行かれなかっ

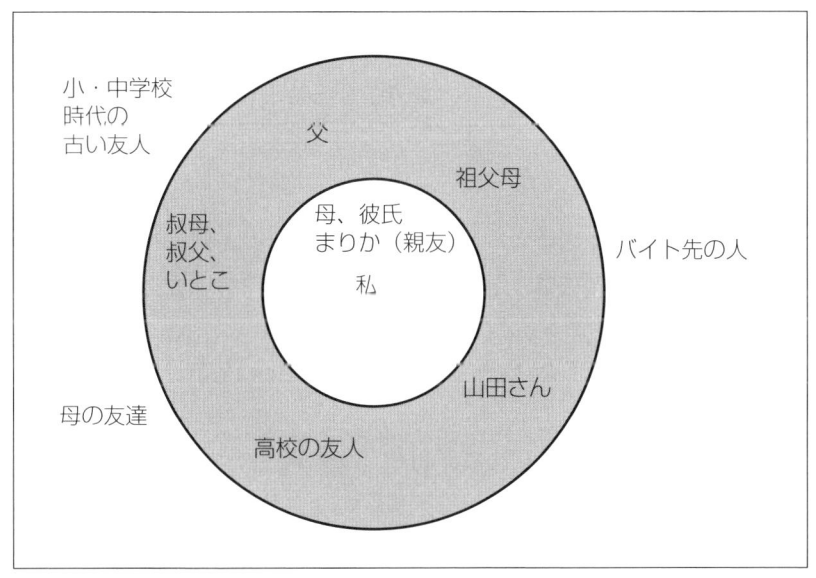

図　親しさサークル

第8章 思春期にIPTを用いることの意味——問題行動も含めた思春期うつ病への応用

た」というのはかなり大きな負担になるからである。一方，課外活動を免除したり，成績や課題提出などは大目に見たりする，という形で「病者の役割」を与える。この役割の認識は，当然，家族や学校と共有する必要がある。

3. 思春期における「悲哀」

思春期における悲哀では，通常の悲哀の課題に加えて，発達上の課題も考慮に入れる必要がある。親の死による悲哀であれば，突然時期尚早の「親離れ」を強制されるということを意味する。きょうだいの死であっても，悲嘆に暮れる親との間に「親離れ」が起こるという側面はある。その結果として，引きこもり，抑うつ，偽の成熟，亡くなった人との同一化，より早期の発達段階への退行などが生じる。薬物やアルコール乱用，性的逸脱，無断欠席など行動面の問題に表れることもある。

また，特に喪失が自殺による場合には，自殺企図のリスクも高い。患者の感情をよく聴き，評価を下さず受け止めながら，自殺を一つの「効果的でない非言語的コミュニケーション」として位置づけることによって，より適応的な対処メカニズムを考えられるように励ましていくことが必要になる。

問題行動についても後述するが，思春期患者に対しては「共感」と「教育」のバランス（第6章参照）において，特に「共感」に重きを置く必要がある。彼らは権威的な「教育」にはうんざりしており，治療からの脱落につながりかねないからである。

4. 思春期における「対人関係上の役割をめぐる不和」

思春期患者は，自らの抱える不和を，破壊的，反社会的，自罰的な行動として行動化することが多い。それらの行動を気持ちに結びつけ，気持ちを直接表現するように励ましていくことが治療上の課題となる。

IPT-Aでは，少なくとも治療初期には親に同席してもらい，心理教

育を共に受けてもらうが，不和の相手が親の場合，中期においても同席面接で関係の再交渉を促進してもよい。これは，親子の力関係からも必要となる場合が多いし，親が精神科的な問題を抱えている場合には特に，子どもの力だけでは再交渉が難しい場合も多いだろう。

5．思春期における「役割の変化」

　思春期そのものが「役割の変化」であると言えるが，その変化には，グループの関係から一対一の関係への移行，性的関係あるいは性的な願望の始まり，「親離れ」の始まり，就職や進学についての選択などが含まれる。また，思春期における「役割の変化」は，予想していなかった状況の結果として押しつけられることがある。例えば，予期しなかった妊娠によって親になること，離別・死別・収監などによって親がいなくなること，親の再婚によって家族の形態が変わること，家族の病気や障害によって家庭内の役割が変わること，などである。

　この中でも大きな変化と言えるのが，何らかの理由によって親がいなくなることである。この変化に対応していくためには，まず，親がいなくなったことは思春期の生活を著しく混乱させるものであることを認識することが必要である。そして，その中で生じる喪失感，拒絶感，見捨てられたという気持ち，出て行った親から罰せられたと思う気持ちなどを扱う。また，いなくなった親との関係に残されている期待を明らかにする。残っている親との関係は往々にしてうまくいっていないものなので（親自身も喪失を体験したため，抑うつ的になっていることが多い），うまくいくよう関係の再交渉をする。いなくなった親については，現状が続くことが確実であればそれを受け入れ，変化可能なものであれば期待を整理して関係を再構築する。

　なお，「役割の変化」の結果として起こるうつ病によって子どもが非行や犯罪に関わるということもあるが，同時に忘れてはならない観点は，非行や犯罪に関わることそのものも「役割の変化」であるというこ

とである。それは,「問題のない子ども」から「問題のある子ども」への変化であり,家族との関係性が変わり（「どうせお前は」という目で見られる）,周囲の見る目が変わり（「危ない子」として見られる）,将来の可能性が変わる（自分の過去を引きずっていくことになる）。この「役割の変化」に適応できるようにするために,感情に対処したり,新たに必要となるスキルを話し合ったりすることも必要である。

　その際には,第5章で述べた「医原性役割の変化（iatrogenic role transition）」の考え方を応用することができるだろう。それは,「どうせ社会に受け入れられない自分」から「社会に適応できる自分」への変化であり,「反社会的・自己破壊的な方法でしか問題に対処できない自分」から「効果的な方法で問題に対処できる自分」への変化であり,反社会的な行為を助長する「ソーシャル・サポート」システムから抜けだし,適応的なソーシャル・サポート・システムを構築する,という変化である。よく「悪い仲間とつきあうのはやめなさい」と指示する大人はいるが,「では誰とつきあったらよいのか」というサポートが欠けていると,子どもは昔の仲間に戻るしかなくなる。また,将来問題が起こったとき（昔の仲間に巻き込まれそうになったとき,自分が衝動的に反応しそうな出来事が起こったとき）に対処するスキルを身につけることも必要である。

6. 問題行動と「感情の励まし」

　これは境界性パーソナリティ障害の治療（第6章）にも通じることだが,問題行動をとる患者に対しては,「共感」と「教育」を共に用いることが必要である。いくら怒りが正当なものだとしても,相手を殺すことは許されないからである。

　まず,問題行動につながった感情については,「その状況だったら誰でも怒りを感じるでしょうね」というように,共感し,正当化することができるだろう。その上で,感情を利用して事態を変える,という発想の教育をすることが必要である。例えば,「怒りを感じるところまで

は全く普通ですよね。お父さんがそこでそんなことを言ったというのは，ひどすぎますよね。これからは言わないようにしてもらいたいですよね。でも，せっかく怒りを感じたのに，お父さんを殴ってしまったので，お父さんはますます『こいつの言うことなど聞けるか』という気持ちになってしまいましたね。今までのやり方では現実を変えるためにはかえって逆効果だということがわかりますか？　今度からは怒りを感じたときにはそれを生かして自分の望む結果が得られるように，効果的なコミュニケーションができるように考えてみましょう。だって，お父さんは本当にひどいことを言ったんですから，それを指摘して直してもらう権利はありますよ」というように扱う。

　問題行動にばかり目が行ってしまうと，どうしても「教育」ばかりを強調したくなるが，思春期で問題行動を起こしているような子どもたちは，驚くほど劣悪な環境で育っていることも多い。そこには，transgression（人として許されないこと）が満ちているだろう。それらを丁寧に聴き，「そういう言い方は人として許されないですよね」と患者への共感を示していくこともとても重要な作業である。第6章で述べたが，十分に共感されたと感じない限り，人は変化のための教育に耳を傾ける気になれない。それまで信頼できる大人に出会ったことがなく，問題行動を起こしている（つまり，罪悪感が強く，自暴自棄になっている）思春期患者の場合は特にそうである。

　なお，患者の行動化が激しすぎるとIPTを続けていくことができなくなるが，そのための歯止めとして「禁止」という姿勢をとるとIPT治療者らしくなくなってしまう。私がよく用いるのは，「この治療で，いろいろと正直に話してくれて，とてもがんばってくれて，効果が上がっていますよね。いつも感動して見ています。いろいろと揺れ動いて大変な時期だと思いますが，この治療を続けていけるように，警察のお世話になるようなことは控えてほしいのですが，お願いできますか？」というような言い方である。信頼関係が構築されるにつれて，患者はこ

のような「お願い」をよく聞き入れてくれるようになる。

7. 患者が課題を行ってこなかった場合

　思春期の患者は，症状や問題行動によって周囲からネガティブに見られていることが多く，また，うつ病の非適応的な認知も伴って，「どうせこの治療者も自分を馬鹿にするのだろう」と疑ってかかることも少なくない。治療者が与えた課題を患者が行ってこなかったときにも，「どうせ怒られるだろう」と考えているものである。そのようなときには，「やる気のなさ」や「抵抗」として解釈するのではなく，「役割期待のずれ」の一つの例として再交渉をすると教育的かつ治療的である。患者がどのような方法で課題に取り組んだのか，何か課題をこなすにあたって妨げとなるようなことがあったのかをよく聞いてみる。課題が難しすぎたのか，課題に取り組むにあたって必要なスキルを患者がまだ学んでなかったのだとしたら，それは治療者側が妥当でない期待をした，という位置づけになる。これは率直に認めて是正すべきことである。

　特に治療の初期においては，課題がうまくいかなかったことの原因の一部を治療者が引き受けることによって，患者は課題がこなせなかったことの挫折感・罪悪感を軽減させることができる。その結果，患者はそれ以降の課題に取り組みやすくなり，課題が難しすぎると思う場合には，そのことを治療者に正直に知らせてくれるようになる。これはとても重要なスキルである。

8. 家族の問題の扱い方

　思春期患者の家族は機能不全であることが少なくないが，家族が治療を妨害することもある。時には，家族が治療の早期終結を望む場合もある。その際には，治療者と家族とで話し合う時間を持ち，なぜそのように感じているのかを探る必要がある。子どもが治療を受けるということは「親のせいで子どもが病気になった」ということを認めることにな

る，と思っている親もいる。そういう場合には，医学モデルを用いてうつ病を説明し，「親のせい」ではないことを明確にするとよいだろう。また，自分自身の精神病理（性的虐待やアルコール依存）が露見することを怖れている親もいる。そのような場合，親も苦しんでいるということに共感し，子どもの病気を治療することは親の負担も軽くするだろうということを説明してもよいだろう。適切な場合には，親を別の治療者に紹介してもよい。親のうつ病を治療すると子どもの状態も改善するというデータは存在している[7]。子どもに対して過干渉になることで人生のバランスをとってきた親の場合，子どもの自立に強い抵抗を感じることもある。そのような場合には，現状が必ずしも親にとって満足できる状態になっていないということに気づいてもらったり，適切な場合には，親自身がこの「子離れ」という課題を乗り越えるための治療を紹介したりしてもよい。多くの場合，親は親としての自尊心を満たされると治療に協力的になるものなので，親の罪悪感を刺激すべきではない。いずれにしても，治療者が親と敵対的になることは可能な限り避けるべきであり，結論が出ないとしても時々親と話し合う時間を持って不安を減じることが有用である。

【文献】

1) Miller MD, Richards V, Zuckoff A, Martire LM, Morse J, Frank E, Reynolds III CF. A model for modifying interpersonal psychotherapy (IPT) for depressed elders with cognitive impairment. Clinical Gerontologist. 2006 ; 30(2) : 79-101.

2) Markowitz JC, Kocsis JH, Fishman B, Spielman LA, Jacobsberg LB, Frances AJ et al. Treatment of depressive symptoms in human immunodeficiency virus-positive patients. Arch Gen Psychiatry. 1998 ; 55(5) : 452-7.

3) Mufson L, Dorta KP, Moreau D, Weissman MM. Interpersonal psychotherapy for depressed adolescents-2nd ed. New York : Guilford Press ; 2004.

4) Mufson L, Dorta KP, Wickramaratne P, Nomura Y, Olfson M, Weissman MM. A randomized effectiveness trial of interpersonal psychotherapy for depressed adolescents. Arch Gen Psychiatry. 2004 ; 61(6) : 577-84.

5) Rossello J, Bernal G. The efficacy of cognitive-behavioral and interpersonal treatments for depression in Puerto Rican adolescents. J Consult Clin Psychol. 1999 ; 67(5) : 734-45.

第8章 思春期にIPTを用いることの意味——問題行動も含めた思春期うつ病への応用

6) Weissman MM, Wolk S, Goldstein RB, Moreau D, Adams P, Greenwald S et al. Depressed adolescents grown up. JAMA. 1999 12 ; 281(18) : 1707-13.
7) Weissman MM, Pilowsky DJ, Wickramaratne PJ, Talati A, Wisniewski SR, Fava M et al . Remissions in maternal depression and child psychopathology : a STAR*D-child report. JAMA. 2006 22 ; 295(12) : 1389-98.

IPTの質を損ねる問題

　本書は入門者以上の読者を想定しているため，精神療法における基本的な事柄は省略してきた。トレーニングについての研究からは，熟練した精神療法家の方が，より少ないトレーニングによってIPTを適切に行いやすいということが示されている[1]。しかし，精神療法に熟練しているからと言って，それだけでIPTを適切に行えるというわけでもない。特に，異なるオリエンテーションを持つ治療者にとって，新たな精神療法に適応する上では押さえておくべきことがあると思う。それは，「IPTでは何をすべきか」ということだけでなく，「IPTでは何をすべきでないか」ということでもある。本章では，他の精神療法にとっては問題がないかもしれないことでも「IPTの質を損ねる問題」について述べることによって，IPTの本質をさらに整理してみたい。

I　患者を「適切な方向」に進めたくなる

　例えば，「対人関係上の役割をめぐる不和」を治療焦点とする場合，治療者が「患者は明らかにこの方向に進むべきだ」と感じ，そちらの方向に患者を導きたくなることがある。それを「心理教育」だと正当化したくなることもあるだろう。しかし，特定の問題解決において患者をある方向に導くということと，病気に関する心理教育をするということ

は，似て非なることである。病気やコミュニケーションの方法について正しい知識を与えることと，ケースバイケースで対応の仕方が異なる問題を解決することとは，全く別のことである。

　原則的に，IPT治療者は問題解決において特定の方向に患者を導くべきではない。IPTは，限定された期間，焦点化された治療目標の中であっても，患者の自主性を最大限に尊重する治療法である。つまり，適切な教育と方向づけさえすれば，患者は自分で治る力を持っているという前提に立っている。IPTは，患者の対人関係問題を特定の方向に導くものではなく，適切な環境（安心して自分自身を振り返ることのできる環境，対人関係における原則的なスキルについての知識と練習）を提供することによって，患者自らに方向性を見つけてもらうものである。

　IPT治療者は，自分が「正解」を知っていると考えるべきではない。IPT治療者が知っているべきことは，適切な環境を提供すれば患者は自ら「正解」を見つけることができるということと，その「適切な環境」の作り方である。夫婦間の不和などを扱っていると，「この夫婦は別れるべきだ」という気持ちが治療者に起こってくることもある。しかし，その方向に導くことはIPT治療者の仕事ではない。IPT治療者は道徳の教師ではない。お互いの期待を明らかにし，患者が自由に考えたりコミュニケーションしたりすることを妨げている要因を取り除いていくことによって，患者が自らの結論に達することを支えるのがIPT治療者の役割である。

　これは，IPTが目指すことを考えれば，当然とも言える。IPTでは，症状と対人関係問題の関連を理解し，対人関係問題に対処することで症状にも対処できるようになることを目指す。また，限定された期間で治療者から自立できるように患者を治療する。そのためには，終結時に患者がそれなりの自信と安心を持っているということが必要となる。単に治療者の指示に従ったために症状が改善したと思っている患者は，治療者のもとを離れることを「不可能」だと感じるだろう。これから先に起

こることの全てを予測することなどできるわけがなく，それらの解決のためにいちいち治療者に「おうかがい」を立てるような患者を育てるべきではない。治療者は，患者が自分で考えられるようになるために必要な環境を提供したに過ぎず，実際に物事を変えたのは患者の実力なのだ，というふうに枠組みをすることによって，患者は予測できない未来に向かって自らの力で歩めるようになる。したがって，IPT治療者は対人関係の「正しい結果」を教えるのではなく，正しい結果にたどりつくための「方法」を教えると言える。

　治療者が特定の方向に患者を導こうとしているときには，患者側も何かしらの違和感を覚えているものである。自らが「不自然に導いていないか」を常にチェックするためにも，「今私にそう言われてどう思いましたか？」「何を考えながら今の話を聴いていましたか？」などと患者の気持ちをモニターしていくことが有用であろう。IPTとは，病気と対人関係の関連についての教育をする治療であると言うことができるが，その中で起こってくるさまざまな感情を扱っていくのは，その教育を可能にするための技法であると言うこともできる。罪悪感・不安・怒りなどが強すぎたら，正しい知識を吸収することもできないだろう。

　患者を特定の方向に導かないという姿勢は，同席面接のときにも重要である。特に夫婦同席面接などの際には，お互いへの不満を述べ立てて，「先生，どっちが正しいんですか？」と治療者に裁判官の役を求める患者（あるいは配偶者）も少なくない。IPT治療者は患者の味方であるが，裁判官ではない。したがって，そのような状況で「正解」を与えるべきではない。それぞれの感じ方に共感を示しながら，あくまでも不和を「役割期待のずれ」として理解できるよう，探索的・教育的なアプローチをしていく。「答えを出す前に，まず，お二人の期待を整理してみましょう」というふうにしていくと抵抗なく話を進められることが多い。

　なお，治療のごく初期に限り，治療者は直接的な援助（福祉の手続き

第9章　IPTの質を損ねる問題

について教える，診断書など役に立ちそうなことを申し出る）をしてもよいが，それはあくまでも症状や対人不信が強すぎて治療者に信頼感を抱けない人に対して，「治療者は患者の味方である」ということを教えるためである。治療に来ることにつながった特定の問題を解決するためではない。

　治療者は特定の方向に患者を導くべきではないと言っても，DVや児童虐待，薬物乱用など，法律や transgression（「ルール違反」）という観点からも「特定の方向」が必要とされる場合もある。それはむしろ心理教育に分類されるものであり，ケースバイケースで異なる問題解決とは違うと言える。その場合でも，DVだと指摘されたからと言ってすぐにはその構造を脱することができないと感じる，「役割の変化」に伴う感情には配慮する必要がある。「私は○○さんにこれ以上傷ついてほしくないし，相手がそんなことをするのは人として許されないことだと思います。○○さんもそんなことは百も承知なのかもしれません。でも，そこからなかなか抜け出せないという○○さんの気持ちについても，理解できるような気がするし，もっとよくうかがいたいと思います」というふうに，感じ方を否定しないことによって事態を前進させることが容易になるだろう。

Ⅱ　パーソナリティを治療焦点としてしまう

　IPTはパーソナリティを治療焦点にしないことが一つの特徴である。最近の適用として境界性パーソナリティ障害に対してもIPTは用いられるが，この場合も治療焦点としているのはパーソナリティそのものではなく，「境界性パーソナリティ障害」という病気の症状である。

　実際にはIPTによって多くのソーシャル・スキルが与えられ，患者の行動パターンにも変化が見られるので，これをもって「パーソナリティの一部が変わった」と言ってもよいのかもしれない。しかし，そのように病気の寛解に付随して起こることと，最初から治療焦点とするこ

ととの間には大きな違いがある。

　IPTがパーソナリティを治療焦点としないことの根拠は，主に，その医学モデルにある。86ページで述べたように，IPT治療者はⅠ軸診断が存在するもとでのⅡ軸診断には慎重である。それは，Ⅰ軸障害が作り出す「パーソナリティ障害であるかのように見えるもの」をⅠ軸障害の症状として扱っていく医学モデルに関連している。これは，特に医原性役割の変化（第6章）を進めていく際には重要な姿勢である。

　私のところに紹介されてくる患者の中には，「あなたは対人関係に問題があるから，対人関係療法を受けて性格を直してもらいなさい」と前の治療者から言われてくる人もいる。残念ながらIPTはそのような性質のものではないということをきちんと伝えた上で，「性格」を直さなくても病気は治るということを説明する。

　IPTはパーソナリティを治療焦点としないということが頭ではわかっていても，実際にスーパービジョンをしてみるとそのパターンに陥っている例も見られる。一番多いのは，治療がうまく進まないときに，それを患者のパーソナリティのせいであると思いたくなる誘惑であろう。確かに患者のパーソナリティのせいだと思えば，患者の症状がなかなか良くならないのも，治療に非協力的であるのも，全ては当然だということになるだろう。そのような誘惑に駆られたときこそ，治療を振り返り，どこでIPTから逸れてしまったのかを発見すべきときだと思う。多くが，前項の「特定の方向」に関わる問題かもしれない。患者が進むべき道を治療者が決めたのに思うように進まず焦ることが，患者からネガティブな反応を引き出している可能性がある。実際には，治療者が「パーソナリティの問題」と感じがちな患者こそ，「共感」と「教育」のうち「共感」を必要としていることが多い。「そう感じたら辛いですよね」と共感的な態度を崩さずに，徹底して医学モデルを提供していく姿勢が必要である。治療者すら「パーソナリティの問題」と考えてしまうような患者が，現実生活で役に立つスキルを発揮できるとは考えられな

第9章 IPTの質を損ねる問題

い。

　なお，本当にパーソナリティの問題が考えられる患者であっても，それを治療焦点とはせずに，むしろ治療に役立つ情報として生かすことを考える。妄想的な傾向を持つ患者であれば，過去のパターンを振り返り，「こういう状況ではとても敏感になられる傾向があるようですから，実際にはどうなのか，相手にいちいち確認した方が安心できそうですね」などと言い，現実的なスキルにつなげていくようにする。ここでは，「妄想的な傾向」という患者の特徴を無条件に受け入れ，「相手にいちいち確認した方が安心できそうですね」と言うことで，妄想的になることで患者が感じる不安に共感している。もしもパーソナリティを治療焦点とするのであれば，対応は全く異なってくるだろう。「患者はなぜ妄想的にものごとをとらえるのか？」という疑問が当然提起されるだろう。しかし，IPTでは，パーソナリティを焦点としないので，そのような問題は考えない。

Ⅲ 対人関係を「解釈」してしまう

　IPTは対人関係を解釈するものではなく，患者に現実的なスキルを与えるものである。IPTにとって，「対人関係」はあくまでも治療の手段であり，それに終始するものではない。したがって，対人関係を読み解くことは「目的」ではなく，そこから現実的なスキルを生み出すための「材料」に過ぎない。現実的なスキルとは，症状の改善や再発予防につながるスキルである。対人関係の特徴を見いだすことができても，そこから実用的なスキルを考え出すことができなければ，IPTとは言えない。IPTは実用性重視の治療法であり，評論するためのものではない。IPTにおいて，症状の評価尺度を頻繁に用いるのも，「そもそも何のためにこの治療を行っているのか」を思い出させる効果があると思う。

　どこまでが「明確化」で，どこからが「解釈」か，という質問を受けることも多い。簡単に言えば，解釈というのは無意識を扱うものであ

り，明確化は前意識・意識に関わるものということになるだろう。つまり，明確化というのは，少なくとも，指摘されたときに患者が意外に感じるような性質のものではないはずである。患者自身もあと一歩でそれに気づける，というようなところで行われるのが「明確化」である。

また，IPTの技法は，戦略の中で用いられるのが特徴である。例えば明確化を行うのは，患者の感情や期待を明確にすることによって，それが矛盾しているということに気づいたり（期待の修正につながる），相手への伝え方を変えたり（コミュニケーションの修正につながる）する，という効果が期待される場合である。洞察を深めるための明確化はIPTの技法とは言えず，より力動的なオリエンテーションの治療ということになるだろう。

解釈がIPTらしさを減じる理由の一つは，それが治療者の立ち位置を変えることになるからである。治療者は患者の代弁者としての立場をとるべきであり，そこで許される技法は「明確化」までである。解釈をするということは，より第三者的な立場をとるということになり，IPT治療者の姿勢から逸脱するということになる。患者がそこに何らかの「冷たさ」を感じたとしても無理のないことだと思う。

Ⅳ 鋭く「直面化」させてしまう

「解釈」のテーマに近いが，IPT治療者は鋭い「直面化」をさせない。例えば何らかの変化に抵抗しているが表面上は認めない患者に対して，「あなたは本当は変わるのがいやなのですね」などと直面させる手法はIPTではない。患者が変化に抵抗するのは，不安が強いときであったり，変化した後の様子が不明なときであったりする。そういうときに「変わるのが怖い」と感じるのは極めて人間的な感情であることを認めた上で，患者の不安を減じられるように，探索を進めていく。

例えば，DVに苦しんでいるが離婚に踏み切れない患者に対して，「あなたは彼に必要とされないと自分の価値がないように感じるから，

離婚できないのですね」というふうに直面化させるのはIPT的ではないだろう。「自分を見捨てないでくれ，と頼まれたときに，それを振り切るのは確かに難しいですよね。でも，この状況でどれほどご自分が傷ついていらっしゃるかということを，症状が教えてくれているのではないですか？」というふうに，共感と教育を提供することによって，患者の罪悪感を理解し（その結果罪悪感は減じられる），変化に向けての動機づけをすることができるだろう。

Ⅴ 治療者が素直なコミュニケーションをしない

　これはとても重要なポイントであるが，治療者は患者にとって対人関係のロールモデルであるべきである。したがって，コミュニケーション分析でよく見られる「問題のあるコミュニケーション」のパターンを治療者自らが示すべきではない。

　その筆頭が，「わかったふりをする」ということだろう。患者のコミュニケーションが明確でない場合や，よく理解できない場合には，きちんと聞き直す必要がある。もちろんその際には，患者の説明能力が足りないという印象を与えないように，「もっとよく理解したいので，詳しく説明していただけますか？」といった言い方をし，患者に対する関心ゆえにさらなる質問をするのだということを明確にすべきだが，いずれにしても，わからないことに対してわかったふりをするのはIPTの質を損なう。

　治療者が素直にわからないことを「わからない」と言うことによって，患者は，自分もそうして良いのだということを身体で理解していくだろう。治療者の中には，「わからない」と言うことは自らの権威を損なうことであると思い込み，わかったふりをする習慣のある人もいる。しかし，患者のロールモデルになるという使命を考えれば，できるだけ素直なコミュニケーションをすべきである。もちろん，温かく，無条件の肯定的関心を患者に向ける，という治療者の基本姿勢を崩さずに，ということになる。

Ⅵ 問題のある治療関係を軌道修正しない

　これは,「素直なコミュニケーション」という観点からも言えることだし,患者の感情のモニターという観点から語ることもできるが,治療者は自らの過ちにできるだけ早く気づいて軌道修正すべきである。

　小さなところで言えば,やりとりの中で患者が行き詰まることがある。治療者の質問に対して患者が黙り込んでしまうようなときには,アプローチに問題がある可能性を考えるべきである。もちろん全ての沈黙に問題があるわけではなく,特に「悲哀」の症例のように感情をかみしめる必要がある場合には,沈黙が「金」となることもある。しかし,患者が答えにくそうに沈黙してしまうときには,質問の仕方に問題があることが多い。そのようなときには,質問の仕方を変えてみたり,「今の聞き方では答えられないですよね」と自らの非を率直に認めたりした方が良いだろう。

　また,治療中できるだけ頻繁に「今,そう言われてどう思いましたか?」と,治療関係についての気持ちをモニターすべきである。その質問に対してすら患者が黙り込んでしまうときには,治療関係に何らかの問題が起こっていると言って良いだろう。「治療関係の利用」の技法を用いて,適切に対処すべきである。

　全般に,IPT治療者は自らの非を認めて謝るということを躊躇しない。それが,通常の人間関係においても有効なスキルだからである。もちろん,その際に,何について謝っているかを明確にすることは不可欠である。

Ⅶ 「相手に伝える」ことを道徳のように扱う

　IPTがコミュニケーションを重視する治療であるということを意識するあまり,「それを相手に伝えましたか?」という質問を頻用する治療者を時に見かける。この質問は的を外したものではないが,患者に罪悪

感や無能感を植えつける可能性があるということを忘れずにいたい。つまり，伝えられるものであればとっくに伝えている，ということである。それができないから，悩み，治療を受けに来ているのである。抑うつ症状を伴う病気の場合には特に，人に対して自分の気持ちを伝えることはとても難しくなる。伝えられれば良いのだということが頭でわかっている人ほど，「それを相手に伝えましたか？」と聞かれると，伝えられていない自分を責めることになる。特に重要な場面で尋ねられたり，頻用されたりすると，いかに自分が無能な人間かを痛感することになるだろう。この単純な質問によって深く傷つく人もいる。

　もちろん，コミュニケーション分析の中では，患者が相手にそれを伝えたかどうか，伝えていないとしたらその理由は何か，ということを検討していく必要がある。その際には質問の仕方に十分気を配るべきである。例えば，「相手はそのことを知っていると思いますか？」「そういうことは伝えにくいと思いますが，どうですか？」というところから質問を始めて状況を探っても良いだろう。あるいは「それで何て言ったんですか？」と単純に発言を追うという形で事実を知ろうとしても良い。伝えられていないということが明らかになったら，「そうですよね。言いにくいですよね」とそれを正当化した上で改善策を考えた方が良い。

　また，IPT は，何でもかんでも相手に伝えることを目標にした治療法ではない。あくまでも，効果的なコミュニケーションが行えるようになることを目標にしている。したがって，「伝えましたか？」という質問ばかりを教条的に繰り返すことは，IPT の焦点そのものからもずれていく可能性がある。

Ⅷ 具体論ではなく観念論に陥る

　患者は観念論や学術論に陥る傾向にある。知的な議論をしていた方が「安全」だからである。患者は，過去の経験や病気の症状によって，自らの感情を表現することに不安や危険を感じている。患者にとって，自

らの気持ちに焦点を当てるということは難しいことなのだということは知っておくべきである。

　IPTは感情に焦点を当てる治療なので，患者が知的な議論をしたがる場合は要注意である。しかし，同時に，自らの感情を語るのが怖いという患者の気持ちも認めるべきである。患者が知的な議論をしようとしたら，「最近そう思われた具体的な出来事がありましたか？」「最近彼が何を言ったときに，そういう結論に至ったのですか？」というふうに，遮らずに焦点を具体論に移すことが妥当である。まずは具体的な状況を聞き出し，それについての気持ちを聞き出す，というのが，IPTにおいてよく用いられる順序である。

　「人間ってそういうものですよね」などという患者の言い方に対して，「なぜそう思うのですか？」と聞くと，観念論に陥ることに加担してしまう結果になりかねない。「最近そう思われた出来事がありましたか？」と尋ねれば，IPTに適した焦点を維持できるだろう。

　一般に，治療者が「退屈」を感じるときには，IPTの焦点から話が逸れていることが多い。治療が感情に根づいている限り，治療者は退屈を感じないものだからである。自らが退屈を感じるときには，治療がIPTではなくなっている，と考えても良いだろう。IPTは軌道に乗っている限り決して退屈な治療法ではない。

IX 治療の構造化度を高めすぎる

　IPTにおいて治療焦点を維持するということはとても重要であるが，四角四面に「焦点化」にとらわれ，本来であれば探索が必要な領域を切り捨ててしまうようではIPTとは言えない。例えば，恋人との不和を焦点にしている患者が，近所に住んでいてよく訪ねてくる女性についての煩わしさを口にしたときには，「恋人との不和という問題領域からは外れている」という理由で軽視すべきではない。おそらく，そこでやりとりされたことをよく探索していくと，恋人との不和にも関連したパ

ターンが見いだされるだろう。そうすれば,「自分はこんなに疲れているのに相手の都合を優先させてしまう」というパターンは,彼との関係にも似ているように思いますが,いかがですか」と指摘することで,治療焦点を維持していくことができる。

重要なのは,その時点で患者が何を最も思い悩んでいるか,ということである。何かに気をとられている人は,他の話題に身を入れることができないだろう。どんな場合でも,目先の問題を解決することは重要なのである。また,患者がその時点で最も思い悩んでいることを,「合意された焦点」ではないからという理由で切り捨ててしまうと,患者は拒絶されたように感じるだろう。ここは何でも話せる場所ではないのだ,という意識を持ってしまうと,治療の他の部分にも悪影響を及ぼしかねない。

治療におけるマニュアル的な課題ばかりにとらわれてしまうことも問題である。例えば,「役割の変化」のケースなど,古い役割と新しい役割の良い面と悪い面を探る,という課題があるからと言って,新しい役割に圧倒されている患者に「それでも良い面があるはずですが」などと尋ねるのはIPT的ではない。そのように尋ねられた患者は,自らの気持ちを否定されたように感じるだろう。

X その話題が治療焦点と関連している可能性を検討しない

前項とも関連するが,対人関係とは関係のなさそうな話題が出た場合にそれを扱うべきか,ということについても注意が必要である。例えば,摂食障害の患者が「やせたい」「過食がひどい」という話を延々とし始めたら,それにつき合うべきではない。「そうですか,大変ですね。何と言ってもそういう病気なのですから,病気が治るまでは症状は続きますね。早く治るように,引き続き一緒に取り組んでいきましょうね」と言って,「さて」と,対人関係のテーマに入っていく(第4章および付録のマニュアル参照)。

一方，扱うべきかどうかがすぐにはわからない話題もある。そういうときには，しばらく聴いてみる必要もあるだろう。話を聴いているうちに，それが患者の問題領域に関連していることがわかってくる，ということもある。いずれにしても，患者が「自分の話を聞いてもらえなかった」と感じることがないように，うまく対人関係の問題領域に結びつけていく工夫が必要である。

　一般に，全く治療焦点から外れた話をする患者は，①まだ治療が始まったばかりで，IPT で話すべきことがわかっていない，② IPT の治療焦点に取り組んでいくことに何らかの不安を感じている，③単に話が逸れる傾向がある，というパターンのいずれかであることが多い。①や③の場合には，「そうでしたか。大変でしたね。さて，前回話し合ったテーマですが」と話題を定めれば問題ない。②の場合には，例えば課題とされていたことを振り返って，そこにどのような不安があるかを探っていく。多くの場合，「前回——という話をしましたが，その後どのように思いましたか？」というふうに前回の面接を振り返ることによって，患者の不安が明らかになるものである。この手法は，①や③に見えるが本当にそうであるのかが疑わしい患者に対しても有効である。特に，重大な秘密を打ち明けたときや，患者がとても感情的になったときは，次の面接の時に必ずフォローアップしておいた方が治療からの脱落も防げるだろう。

XI 「期間限定」にとらわれすぎる

　同じく，期間限定ということにとらわれすぎることも問題である。限定された期間で効果が上がるというのは，あくまでも臨床試験によるエビデンスによるものである。その患者に対しても正しい可能性は高いが，そうでない可能性もある。期待されたような効果が出なかった場合にも，限定された期間における進歩（必ず存在する）を振り返る終結期は重要である。治療全体を「失敗」ととらえてしまうと，治療の質が損

なわれる。IPTでは，治療がうまくいかなかった場合に，患者の罪悪感を減じる目的も持って，「〇〇さんはご自分の役割をきちんと果たされましたが，治療の方がうまくいかなかったようですね」と言い，患者の責任にしないようにする。これは，IPTが医学モデルをとることとも関係しており，ある病気に対してある薬が効かなかったとしても，そのことをもって患者の努力不足を責めないのと同じである。単に薬が効かなかっただけである。おそらく別の薬（精神療法）が効くだろう，という希望的な姿勢は崩さない。もちろんその効果は，今回のIPTによって得たものに上積みされるものである（IPTで最も重症な時期を乗り越えた後にCBTを試す，というのも一案である）。治療者もこの姿勢に乗っ取り，ベストは尽くしながらも，限定された期間での成果に執着しない心構えが必要だということを，私自身の経験からも痛感している。

　今までのところ，IPTの（そしてあらゆる精神療法の）治療回数を決めるための本格的な研究は行われていない。唯一，反復性うつ病に対する維持IPTの頻度は月1回で十分だということがわかっているだけである[2]。そのような段階であっても治療回数を決める根拠になっているのは，単に今までの臨床試験がその回数で行われてきているということだけである（つまり，多くの人にとってその回数で十分だったということである）。期間限定治療には多くのメリットがあるため，その利点は最大限に生かしつつも，それに束縛されるべきではない。限定された期間の治療はきちんと完了した上で，さらなる治療が必要だと治療者も患者も感じるときには，役割期待の一つの交渉の例として，再度の期間限定治療の契約を再交渉してもよいのである。

　もちろんこれは障害の種類（反復性，慢性度）や残遺症状の強さから決定することであって，単に治療終結を不安に思うという気持ちによって決定すべきではない。終結に関する通常の不安は，通常のIPTのやり方にしたがって扱えばよいことである。

XII 患者との距離がうまくとれない

　これは IPT に限った問題ではなく，いろいろな精神療法において，特に境界性パーソナリティ障害の患者の治療などで問題になることであろう。治療者は患者の味方であるという立場を明確にする IPT では特に，患者からの要求に全て応えることが義務であるかのように感じる治療者もいるかもしれない。

　結論を言えば，もちろんそんな義務はない。IPT がこの問題をどのように扱うかというと，構造化というよりは，一つの「役割期待のずれ」として扱っていく。患者が頻回の電話をかけてくるようであれば（そして，それが治療者の負担になっているのであれば），患者はどういう気持ちになると電話をかけるのか，電話をとってもらうことで何を求めているのかを一緒に話し合っていく。電話面接として契約をしていないのであれば（IPT には全ての治療を電話で行うという修正版もあるが），電話では治療的なコミュニケーションを十分に行うことができないので，対面で，ちゃんと確保された時間の中でじっくりと話を聴きたいのだという治療者の期待を伝える。患者の気持ちも聴き，治療者の期待も伝えた上で，代替案を考えていく。その際に，治療関係が十分に構築されていない治療の初期に不安を感じるのは当然の感情であるということを正当化することは重要である。そして，本当は患者の望む形でそれに応えてあげたいが，物理的な制約によってそれができない，ということを率直に詫びても良いだろう。それだけで安心する患者も存在する。

　境界性パーソナリティ障害に対するコロンビア大学の修正版[3]では，週1回の短い電話を治療者がかけてもよい，ということになっているが，これは患者の不安を考慮に入れた上での修正であり，患者との再交渉の上で参考になるやり方だろう。

第9章 IPTの質を損ねる問題

【文　献】

1) Chevron ES, Rounsaville BJ, Rothblum ED, Weissman MM. Selecting psychotherapists to participate in psychotherapy outcome studies. Relationship between psychotherapist characteristics and assessment of clinical skills. J Nerv Ment Dis. 1983；171(6)：348-53.

2) Frank E, Kupfer DJ, Buysse DJ, Swartz HA, Pilkonis PA, Houck PR et al. Randomized trial of weekly, twice-monthly, and monthly interpersonal psychotherapy as maintenance treatment for women with recurrent depression. Am J Psychiatry. 2007；164(5)：761-7.

3) Markowitz JC, Skodol AE, Bleiberg K. Interpersonal psychotherapy for borderline personality disorder: possible mechanisms of change. J Clin Psychol. 2006；62(4)：431-44.

神経性大食症(bulimia nervosa)用
対人関係療法(IPT)マニュアル

［第1版］

治療者に必要とされる要件

◆本マニュアルは，『対人関係療法総合ガイド』『臨床家のための対人関係療法クイックガイド』『臨床化のための対人関係療法入門ガイド』などのIPTマニュアルを読み，対人関係療法とは何か，どのように進めるのかについての基本的な知識を持っている治療者を前提として書かれている。

◆本マニュアルを用いて治療をしようとする治療者は，IPTについてよく知っていると同時に，神経性大食症，そして関連する神経性無食欲症についても臨床経験があり，病気の経過で起こることや身体的なリスクについて詳しく知っていることが必要である。摂食障害についての心理教育（パーソナリティと病気の関連など）については，患者の心理教育用に用いる『拒食症・過食症を対人関係療法で治す』に合わせ，矛盾のない形で行う。

*無断での転載，引用，配布を禁ずる。連絡先は，info@mizu.cx
*補助資料（患者の心理教育用）：『拒食症・過食症を対人関係療法で治す』（水島広子著，紀伊國屋書店，2007）
*基礎資料（治療者向け）：『対人関係療法総合ガイド』（ワイスマンら著，岩崎学術出版社，2009）、『臨床家のための対人関係療法クイックガイド』（ワイスマンら著，創元社，2008）、『臨床家のための対人関係療法入門ガイド』（水島広子著，創元社，近刊）
*本マニュアルでは，1回の面接時間を60分間としているが，それは研究環境によるものであり，フェアバーン（Fairburn）らの研究においては50分間が採用されている。また，本研究においても，患者の入れ替え時間などを考慮すると，1回の面接時間の正味は57分程度であると考えられる。
*本マニュアルは，厚生労働科学研究「精神療法の実施方法と有効性に関する研究」の分担研究である「対人関係療法(IPT)の有効性に関する研究」において用いられたものである。

| 対人関係療法(IPT)マニュアル |

インテイク面接

インテイクセッション

- 病歴の概要を聴取し，神経性大食症の臨床的な診断をする。
- 本マニュアルによる治療の除外基準は，以下の通りである。
  ① 躁状態や精神病状態の既往
  ② 薬物依存等の既往（アルコール乱用は，現在アルコール依存と診断されなければ可）
  ③ 脳腫瘍や脳出血などの脳の疾患
  ④ その他重篤な身体疾患
  ⑤ 上記以外の理由により担当医師が IPT による治療が困難と判断した場合
- インテイク面接の時点で患者の自殺念慮が強かったり自傷行為が激しかったりする場合には，注意深く評価を行う。多くの患者が，「治療が始まったら，きちんと治しますから大丈夫ですよ」と言われることによって安心し，治療開始までを安全に過ごすことができるが，併存する大うつ病による自殺念慮が強い場合には，まずそちらの治療を優先させることが必要となるかもしれない。患者の自殺念慮の性質，程度，過去

の自殺企図歴を詳しく聞き出し，現在の生活環境を十分に評価することで，IPT による治療の対象とするか否かが決まる。

◆ IPT について説明する

　今まで，過食症に対して長期的な効果があると確認されているのは2つの治療法だけで，それは認知行動療法と対人関係療法です。対人関係療法の方が効果が現れるのが遅いのですが，6年後まで追っていくと，認知行動療法を抜かすほど効果が伸びていくことがわかっています。ここで行うのは，対人関係療法の方です。この治療では，過食そのものを扱うことはしません。人との関係の中で，自分の気持ちを抑え込んでストレスがたまったりすると，過食がひどくなるということが今までの患者さんの例からもわかっています。ここでは，そういうストレスがたまらなくなるように，いろいろなやり方を一緒に試していきます。

　治療は一回 60 分間の面接で，全部で 16 回です。この回数はきちんと守ります。最初の 12 回は毎週来ていただきます。12 回が終わったら，そこからは2週間に一度いらしていただくことになります。治療の終わりに向けて，治療の外での時間を増やしていただくためです。

　16 回の治療が終わるときに，過食症状がなくなっているという保証はできませんし，あまり意味がありません。16 回の治療の目標は，どのようにすれば過食症を治していくことができるのかがよくわかり，そのやり方にある程度自信を持てる，というところを目指していきます。人によっては 16 回で症状がなくなる人もいますが，それはちゃんと食事をとった上で過食をしている人の場合で，過食以外にはまともな食事をしていない，という方の場合にはもう少し時間がかかると思います。でも，この治療では，まずは対人関係面の安心や自信が持ててから，過食が治る，という順番になりますので，それで大丈

夫なのです。治療の過程で，過食を我慢していただく，ということは一切しません。過食は，今の○○さんには必要だからあるだけです。必要がなくなれば，なくなります。

　この治療に興味があれば，「拒食症・過食症を対人関係療法で治す」を読んでみてください。その上で，この治療を受けてみたいと思われれば，ご連絡ください。細かいことは，治療が始まる時点でまたご説明しますが，何かご質問はありますか？

対人関係療法(IPT)マニュアル

初期(通常3〜4セッション)
—— 治療の基礎を作る

初期の課題
・病歴を聴取し,診断し,病気と治療法について患者に説明する。
・患者に「病者の役割」を与える。
・今までの人生を振り返り,食の問題,大きな出来事,対人関係の特徴などを関連づける。
・対人関係質問項目を実施する。
・過食のきっかけとなる出来事が見つけられれば,見つける。
・主要な問題領域を決定する。
・病気と問題領域の関連づけをする(対人関係フォーミュレーション)
・対人関係フォーミュレーションに基づき,問題領域と治療目標に対する患者の合意を得て,治療契約を結ぶ。

治療関係についての課題
・信頼できる治療関係を築くよう努力する。
・治療関係についての説明をする。
・患者が積極的に関わるように伝える。

> 焦点とする問題領域と，その中で目指す目標に患者が合意すると，初期が終わり，中期へと進む。

インテイク面接を行った臨床家と治療者が異なる場合

　インテイク面接を行った臨床家と治療者が異なる場合は，自己紹介をし，インテイク面接で患者が話した内容については引き継ぎを受けており，その内容については後で確認しながらさらに深めていきたい，ということを伝える。インテイク面接者は，もちろんそれらのことを事前に伝えておくべきだが，患者が治療を受ける意志がインテイク面接時には全く不明であったなどの理由で，治療者が変わるということの説明をする機会がなかった場合は，第一セッションで「この前の面接の先生と実際の治療者が違うという可能性を考えていましたか？　今日，初めてお会いしたわけですが，どんな気持ちですか？」と聞いておく。そして，事前の説明がなく治療者が変わることの不快さは自然なものだとして共感し，適切であれば謝罪する。IPT治療者は，患者の気持ちが理解できるものである限り，謝罪を躊躇しない。これが一つの人間関係のモデルとなる。

摂食障害についての心理教育：本の感想を活用する

　第1セッションは，まず，「拒食症・過食症を対人関係療法で治す」の本を読んだ感想を聞くところから始める。「思い当たるところがありましたか？」というような質問には多くの患者が「ありました」と答えるので，それはどこだったかを尋ねる。このようなやりとりは，患者が本を「どう読んだのか」を確認する効果があると同時に，治療関係の構

神経性大食症（bulimia nervosa）用 対人関係療法（IPT）マニュアル

築にもつながる。患者が本を読んでどう感じたかにも関心を示す治療者である、というメッセージを伝えることになるからである。

　ここで特に確認しておきたいことは，「モヤモヤした気持ちが過食につながるというところは，ピンときましたか？」ということである。

　ピンときた，という患者は，治療を進めやすいだろう。初期のセッションのうちから，モヤモヤした気持ちにつながった出来事についての話し合いを始めてもかまわない。

　ピンとこなかった，という患者に対しても，この時点で安心させておく必要がある。

「本にも，『針が振り切れた状態』と書いてありますが，今は症状が最大の時期なので，ストレスによって何の影響も受けていないように感じられるのでしょうね。治療が進んでくると，その関連がわかるようになってくると思いますので，楽しみにしていてください。その関連がわかってくれば，治ったようなものです」などと言っておくとよいだろう。

　違和感があったところもよく聞いておくことが必要である。さまざまなレベルでの患者の「読み間違い」が明らかになることもあるし，治療において有益な過去のエピソードを拾い出すことができるかもしれない。「現在の対人関係」というところに違和感を抱く患者の場合，過去に虐待されたなどのエピソードを持っていることもあり，過去の体験が現在の病状につながっていると頑なに信じていることがある。そういう患者には，「本当に大変だったのですね。よくここまで生きてきてくださったと思います。簡単には説明できない，いろいろなことがあったでしょうね。過去にそれだけの体験をしていれば，現在の人との関わり方にももちろん大きな影響を与えていると思います。人を怖く感じたり，自分の気持ちは言わない方が安全だと感じたりもするでしょう。でも，実際のところ今の環境がそれほど危険なのかはよく調べていないし，危険だとしたらそれこそ何とかしなければなりません。この治療でそういう話をしていくことによって，もうこれ以上，過去のひどい体験のため

に人生を損なう必要がなくなるかもしれませんね」などと説明してもよいだろう。過去の体験のために傷ついた，という患者の気持ちによく共感することは，治療関係を築くための重要な一歩である。

なお，最初の「思い当たるところがありましたか？」という質問に「ノー」と答える患者の場合には，読んでいてどんな気持ちになったか，ということをよく尋ねてみる。「ノー」と答える患者のほとんどが，本を完全には読んでおらず，「対人関係」というテーマだけに反応して，「自分の病気は対人関係とは関係ない。自分がやせたいことが問題なだけだ」という反発を感じるようである。これはある意味では象徴的なことである。患者は，「対人関係の問題」を起こさないように，すべてを自分で抱え込むことで今まで生きてきた結果として病気になったからである。その患者が，「すべては自分のせい」と感じることはむしろ自然なことであろう。そのような患者に対しては，例えば，周囲の人たちがこの病気をどうとらえているかを尋ねてみる。以下が，扱い方の例である。

患　者：誰も病気のことは知らないんです。
治療者：こんなに苦しい病気にかかっているのに，ご家族にすら話せないんですね。そういうことが，この病気とは大きく関わっているのです。そして，そういう，ご自分だけが抱え込むようなパターンを直して楽になっていくのが，この治療法なのです。

患　者：両親には「そろそろ過食を何とかしなさい」と言われます。
治療者：そう言われるとどう思いますか？
患　者：治せるものならとっくに治しているんですけど……。
治療者：それを直接おっしゃっているんですか？　ちょっと難しいですよね。病気を自力で治せと言われても困る，というのは，

神経性大食症（bulimia nervosa）用 対人関係療法（IPT）マニュアル

　本当はきちんと伝えた方が，お互いに何をしていくべきかがわかって役に立つのです。この治療では，そういうことを，どうすれば人を傷つけずに伝えられるかを考えていきます。そうすれば，ご自分も気が楽になりますし，ご家族ももっと安心されると思います。

　重要な他者にも，できるだけ同じ本を読んでもらう。特に，「自分は本を読んでその通りだと思ったけれども，母は『わがまま病』だと言う」と患者が明らかに話している場合には，母親にも本を読んでもらうように勧め，患者自身の力ではそれが成し遂げられない場合には同席面接を行い，家族への心理教育も進める。一般に，患者を介して課題を行ってくれる協力的な家族の場合には，同席治療が特に必要となるわけではない。

患者に「病者の役割」を与える

　神経性大食症の患者の多くが，「自分には忍耐力がないから過食を我慢できないのだ」と思い込んでいる。この思い込みに対しては，本を読むことですでに別の視点が与えられている。それを確認しておく。つまり，「過食＝病気の症状」「過食＝ストレスマーカー」という理解ができているかどうか，ということである。この理解ができていないと，治療の中で症状について冗長に語るという現象が起こってしまい，有効なIPTを行うことができない。

　今は病気がひどい状態ですから，過食で何とかバランスをとって生き延びているのですね。これで過食まで奪ってしまったら，どうなってしまうかわかりませんよね。想像できますか？　そういう意味では，今の時点では，過食には感謝してもよいくらいですね。この治療

で，人との関わりに注目して，もっと気持ちが楽になってきて自信がついてきたら，過食が必要でなくなってくるでしょう。それまでは，過食を無理矢理なくそうとしない方が治療に集中できると思いますが，いかがですか。

IPTについての心理教育

◆ 期間限定治療について

次に，IPT について説明する。その際，「今までのことや，症状，周りの人のことについては，この後何回かかけてじっくりうかがい，この治療で取り組むことを決めていきたいと思いますが，その前に，治療契約というものをやっておきましょう。どんな治療になるかをイメージしやすくなると思います」と言う。

治療契約書には，個人対人関係療法の回数を明記し，その回数を厳しく守ることを説明する。まず，今までの研究からは，この程度の回数で効果が十分に得られることがわかっている，と回数の根拠を説明し，次に期間限定治療が持つ意味を説明する。「なぜ治療回数を決めるのか」という質問をする患者に対しても，また，口に出してはそのような質問をしない患者に対しても，次のように言うとよいだろう。

　　なぜ治療回数を決めるのか，というふうに思われるでしょう。これは，治療の効果を最大限に出すためなのです。期限を決めることによって，私も○○さんも，集中して治療に取り組むことになります。それまでに成果を出さなければならないからです。この期間は，治療を最優先に考えてください。今後起こりそうなことは，できるだけこの治療の間に試してみたり，話し合ってみたりしておきましょう。
　　また，回数を決めることによって，自分が今治療のどのあたりにいるかがよくわかると思います。自分でわかりながら治療を進めるとい

うことは，治療効果を高めるために役に立つことだと思います。

　もちろん，治療が終わりに近づくにつれて，いろいろな不安が出てくると思います。そういうこともよくわかりながら，何でも話し合っていきましょうね。

　今はまだ信じられないでしょうが，○○さんにはご自分の力があって，16回かけてやり方を学んでいけば，その力を十分に引き出すことができるようになるはずです。

◆ 治療関係について

　IPTの治療スタイルを説明する。治療には患者の全面的な関わりが必要であり，治療期間には治療を最優先すべきだということを説明する。治療に力を注げば注ぐほど，得られるものも大きくなるだろう。努力は，セッションそのものにおける努力だけでなく，セッションとセッションとの間における努力も必要とする。治療の中で，うまくいかない行動や態度が明らかになったら，患者が別の行動の仕方を考えてそれらを実験してみることが欠かせない。そのような変化への試みはIPTが成功するためには不可欠である。

　患者には，以下のように伝えるとよいだろう。

　せっかく治療を受けに来られるのですから，治療効果を最大限に上げるために，この16回の治療期間の間は治療を最優先にしよう，と考えてください。それは，治療の中で話し合って決めた課題にも，できるだけの勇気を持って取り組む，ということも含みます。そう言われて，できるだろうか，と不安を感じましたか？　それも，治療で取り組んでいきたい一つのパターンですよね。何も，お一人で難しい課題に取り組む必要はないのです。どこが難しいのかを一緒に話し合っていくこともできるし，もっとやさしいやり方を一緒に考えていくこともできるのです。今，私にそう言われて，「できるかどうか不安で

す」とおっしゃってもよかったと思います。心配なときにはそれを伝えて，不明な点を明らかにしたり，相手にも一緒に考えてもらう，ということが，治療を通してできるようになっていくと思います。最初のうちはとても難しく感じることでも，治療が進むにつれて本当に慣れて実力になってきますので，安心してください。

◆「治療関係の利用」の技法につながる確認

治療関係については，他にも明言しておくべきことがある。

　〇〇さんは，他人がすることで「これはおかしい」「これはよくわからない」と思ったときに，それを伝えるのが苦手だと思います。そして，自分で飲み込んでしまうのではないかと思います。そうですよね？　実はそれは，ここでの私との関係の中でも起こり得るものなのです。大切なお願いなのですが，私とのやりとりの中で，「これはおかしい」「これはよくわからない」と思われたときには，それを伝えてほしいのです。何を言われても，私は絶対に怒りませんし，「そんな患者さんはもう診ない」などとは絶対に言いません。もちろん，そうは言っても，生まれて初めてなさることかもしれないので，最初のうちは難しいでしょうね。最初の2～3回は，ご家族を通して伝えていただいてもよいですし，手紙に書いてきていただいても結構です。とにかく，そのままにしないでほしいのです。よろしいですか？　もちろん，そんなことがしょっちゅう起こらないように，私も気をつけますが。

これをはっきりさせておけば，「治療関係の利用」の技法が後々生きてくることになる。患者が実際に違和感を表明したときは，「最初に約束した通りに守ってくださいましたね」とほめ，表明された違和感を解決できるように事態に取り組むことで，患者の自信をつけていくこと

もできるし，他の人間関係における問題解決のロールモデルを作ることもできるだろう。

また，患者が違和感を表現せずに，遅刻・無断欠席・沈黙といった問題行動を通して表現しようとしたときには，この約束に戻ってくることができる。最初の契約時点で約束したことなのにできなかったのは，どこが難しかったからか，ということを話し合えば，次に同じことが起こったときには違う形で対応できるようになるだろう。

最初に明確な約束をしておかないと，これらの技法は使えない。なぜかというと，患者にとって治療者は権威者であり「目上の人間」である。文化的にも，目上の人間に多少の違和感を抱いても表現しない方が礼儀正しいとされているので，その患者の行動をもって「問題あり」とすることはフェアではない。「大切なお願い」「何を言われても，私は絶対に怒りませんし，『そんな患者さんはもう診ない』などとは絶対に言いません」という表現は，それらの点をカバーするためのものである。

◆ 患者の主体的な参加を促す確認

IPTの初期，つまり，治療焦点とする問題領域が決まるまでは，治療者は比較的指示的で積極的であるが，その後のセッションでは，患者が話し合う話題を選ぶことを主導する責任を持つということも説明する。

今は私がいろいろと質問をしたりして，治療をリードしています。これは，この治療で何をやっていくかを決めるまでのことです。実際の治療のプロセスに入ってきたら，○○さんが，面接で話す話題を選んでいただきたいのです。なぜかと言うと，この治療は，そのときに最も気になっていることを話し合うと一番効果が上がるからです。そのときに最も気になっていることが何か，というのは，○○さんでなければわかりません。残念ながら，私には超能力がないので。正しい話題を選ばなければ，と緊張する必要はありません。気になっている

ことであれば,何でも「正しい話題」です。前の週から起こったことをすべて報告する必要もありませんので,時間の許す限り,気になっている順に話していただければ十分です。治療でやっていることとは直接関係がないように見えることであっても,よく話し合ってみると,重大な関係がある,ということも少なくありません。ですから,まずは話してみてください。

◆ IPT の効果について

今までに国際的な研究から得られているデータに基づいて,大部分の人が食の問題を克服し,その改善は続くであろうことを説明する。適切であれば,IPT の過去のデータ(Fairburn らの研究[1])の図などは,視覚的に大変わかりやすい)を実際に示して説明するとよいだろう。この際に,2つの条件を加える。第一のポイントは,治療の終了時には,食の問題が残っている人の方がそうでない人よりも多いが,治療終了後も改善は続くということである。IPT は,摂食障害に関連した対人関係問題を患者が認識して修正するのを助けるようにデザインされているが,対人行動の新しいパターンが確立し,摂食障害そのものに影響を与えるのには時間がかかるということである。第二のポイントは,患者は型にはまった意味で「治る」ことを期待すべきではないということである。食の障害はおそらくは患者の「アキレス腱」であって,ストレス状況下での反応パターンであり続ける可能性もある。また,日常的にも,食物,食行動,体型,体重については平均の人よりも敏感であり続ける傾向にある。だが,単なる「ストレスへの反応」を維持・悪化させて「病気」にまで至らせることを防げれば,それは「治る」ということを意味するのだ,というふうに説明する。

16 回の治療が終わるときに,過食症状がなくなっているという保証はできませんし,それにはあまり意味がありません。16 回の治療

の目標地点は，どのようにすれば過食症を治していくことができるのかがよくわかり，そのやり方にある程度自信を持てる，というところです。人によっては16回で症状がなくなる人もいますが，それはちゃんと食事はとった上で過食をしている人の場合で，過食以外にはまともな食事をしていない，という方の場合にはもう少し時間がかかると思います。でも，この治療では，まずは対人関係面の安心や自信が持ててから，過食が治る，という順番になりますので，それで大丈夫なのです。治療の過程で，過食を我慢していただく，ということは一切しません。過食は，今の〇〇さんには必要だからあるだけです。必要がなくなれば，なくなります。

「16回の間に治るだろうか」ということを気にしてしまうと，かえって病気は治りにくくなります。不安も，過食につながるからです。

この治療を受ければ二度と過食が起こらなくなるのか，という質問をいただくことがありますが，その保証はできません。これからも，ストレスがかかったときには，過食や，食べ物や体型へのこだわり，という形で反応する特徴が続くかもしれません。でも，そういう一時的な反応と，過食症という病気は，明らかに違います。そういう一時的な反応を過食症にまで悪化させないですむやり方をこの治療で学んでいきます。それができるようになれば，「治った」と言ってよいと思います。こういう考え方はいかがですか？

太字部は，治療の中で折に触れて繰り返していく必要がある。特に，治療の中盤以降，患者が終結を意識して不安や焦りを感じたときには何度も明確に繰り返していく。

◆ その他，物理的な契約

セッションが定刻に始まり定刻に終わること，キャンセル時の扱い，

休診・休暇などについて話し合う。

キャンセルについて，役割期待やコミュニケーションを扱っていくIPTにおいては，「本人には責任のない欠席」「連絡をした上での欠席」「無断欠席」の区別をきちんとすることは重要である。列車事故など，「本人には責任のない欠席」の場合にはキャンセル料を徴収しない，というような工夫をすることで，「説明すること」のプラスの側面を強調する。

また，「連絡をした上での欠席」については，スケジュールを調整して全体のセッション数に影響が出ないように配慮する旨を伝える。「無断欠席」の場合は，セッション数が減ると同時に，3回以上無断欠席が続けば治療からの脱落とみなす。もちろん，最初の無断欠席を治療的に扱い，次の無断欠席を防ぐべく治療者が最大の努力を払うことを前提にしてのことである。

病歴聴取と対人関係質問項目

第1セッションで行うべきことが終わったら，そこから2～3セッションを用いて，生活歴・病歴を詳しく聴取し，対人関係質問項目を行う。

◆ 生活歴・病歴・既往歴等の聴取

生活歴・病歴を聴取する際には，「ライフ・チャートを作る」(Fairburn)というやり方が役に立つ場合もある。基本的には，患者の誕生時から，4つの別々のヒストリーをとる。第一は食の問題のヒストリーで，それがどのように進んできたかである。重要な出来事と年月日を記録する（例えば，患者が最初にダイエットを始めた年，過食を始めた年，排出行為を始めた年）。体重の大きな変化の時期も記録する。第二のヒストリーは，食の問題が始まる前と後の患者の対人関係機能であ

神経性大食症（bulimia nervosa）用 対人関係療法（IPT）マニュアル

る。家族や友人との関係が特に重要である。第三のヒストリーは重要なライフ・イベントであり，今までに受けた治療についてもここに含める。第四のヒストリーは自己評価とうつについてのものである。これらのヒストリーは「ライフ・チャート」（181ページ）にまとめる。

「ライフ・チャート」をすべての患者においてまとめる必要はないが，IPTが合っているかどうかを疑っている患者には，患者の食の問題が出来事や対人関係と関連していることを目で見て理解する役に立つだろう。また，現在の対人関係問題を同定する助けにもなる。特に病歴や生活歴が複雑な患者の場合には，「ライフ・チャート」として視覚化することが望ましい。

◆ 対人関係質問項目の実施

　対人関係質問項目とは，患者にとっての重要な人間関係の全てについて，以下のことを詳細に聞いていくことである。
（1）　関係性の物理的な側面。接触の頻度，共にする活動など。
（2）　その関係におけるそれぞれの期待（それが満たされているかどうかも含めて）。
（3）　その関係の満足できる側面と満足できない側面。それを聞く際，それぞれのやりとりの具体例も含めることが重要である。「具体例」を聞くことは，IPT全般に，とても重要な位置を占める。IPTとは，「具体的な対人関係上のやりとり」と「気持ち」の関係に焦点を当てていく治療法であり，具体例を聞き出さないままに話していくと，話はどうしても観念論に陥ってしまい，IPTから逸脱してしまう。
（4）　患者がその関係をどのように変えたいと思っているか。自分が変わろうと思っているのか，相手が変わることを望んでいるのか。

163

対人関係質問項目を行う際には，亡くなった人も含めることが必要である。そうしないと，「悲哀」の問題領域を拾うことができないからである。聞き方としては，「生きている方でも，亡くなった方でも，あなたの人生において重要な方についてうかがいたいのですが……」というように聞く。

　思春期用のIPT（IPT-A）では，「親しさサークル」（182ページ）を利用する。中心の丸印が本人を示し，自分が近いと思う順に名前を記入してもらう。これは，系統立てて人間関係を説明することが難しい思春期患者用に開発されたものであるが，適切であれば，大人の患者にも利用できる。その人の生活にどんな人が登場するのかを網羅するために，取りこぼしがないやり方であると言える。特に未婚の成人など，対人関係の全体がつかみにくい人の場合は便利である。

◆ 過食エピソードのきっかけの観察

　最近の「ひどい過食」のエピソードについて，そのきっかけとなった状況に気づいているかどうかを聞く。気づいていれば，過食エピソードのパターンを探っていくことができる。気づいていないようであれば，初期の間の次のセッションまでに，いつもよりも過食に込めるエネルギーが強かったときに気づいてみるように頼む。それが無理であれば，生活の中でネガティブな気持ちを感じたときに気づいてきて教えるように頼む。患者によく見られる例として，「この程度の状況でネガティブな気持ちになる自分は人間として未熟だ」と考えて伝えない，ということがあるので，そのことをあらかじめ話して，報告するよう励ます。

　次の面接までに，ふだんの過食よりもひどいと思う過食があったら，それがどんなときに起こったのかを教えてください。まだまだ毎日が「ひどい過食」でとてもそんな状況でなければ，自分が嫌な気持

ちになったとき，ストレスを感じたときに気づいて教えてください。おそらく○○さんは「この程度のことをストレスと感じるなんて，自分の未熟さを話すようでできない」と思われるでしょう。そういうパターンがこの病気につながっているのでしょうから，ここはぜひ話してくださいね。人間である限り，１週間暮らしてストレスが一つもないということはあり得ませんから。

◆ 中心となる問題領域を決める：本質的な治療契約

第３〜４セッションまでには，患者の対人関係上の困難は明らかになっているはずである。次のステップは，問題領域のどれが今後の治療の焦点となるかを決めることである。中心となる問題領域を決めることは，IPT の治療においては最も重要な戦略であると同時に，病気についての理解を深めるという意味では，それ自体が治療的である。問題領域は１つ，あるいはせいぜい２つを選ぶにとどめる。３つ以上になると，何も焦点としていないのと同じことになる。２つを選ぶ場合には，並行して取り組んでいく場合と，まずは１つを解決してから次に進む，というやり方とがある。どちらのやり方をとるのかも患者に対して明確にしておく。

急性うつ病エピソードに対する IPT では，問題領域は，発症のきっかけになったと考えられるものから選ぶ。しかし，神経性大食症の場合は，発症因子よりも症状維持因子に注目する。つまり，やせたい気持ちやダイエット，一時的な排出行動は誰にでも見られるが，日常生活のバランスを崩してまでそれらを維持しているものは何か，ということである。したがって，発症前後の人間関係に注目するよりも，現在の対人関係がどうなっているか，ということを中心に問題領域を選んでいく。これはきわめて現実的なことであり，多くの患者がクラスメートから「デブ」と言われた，親しい友達がダイエットに夢中になっていた，などをきっかけとして最初のダイエットを始め，それが過食へとつながってい

るが,「デブ」と言った級友との関係に注目することは臨床的に意味がないし（そもそも現在どこにいるのかもわからないことが多い),親しい友達がダイエットに夢中になっている中で自分もやってみる，というのは，思春期の行動としてきわめて自然なことだからである。

IPTマニュアルで述べられている通り，以下の4つの問題領域が候補となる。

悲哀（複雑化した死別反応）

悲哀が重度で，長引いており，機能を取り戻せていない場合，あるいは，患者が愛する人の死の後に適切に悲しめていない場合に，異常な悲哀反応と診断される。遅延した悲哀と歪んだ悲哀がある。死別以外の喪失体験は,「役割の変化」として扱う。悲哀は神経性大食症においてはあまり多くないが，第二の問題領域として選ばれ治療の早期に扱われることもある。

対人関係上の役割をめぐる不和

対人関係上の役割をめぐる不和とは，患者と少なくとも一人の重要な他者が自分たちの関係に対して抱いている期待にずれがある状況をいう。なお，この問題領域を患者に説明するときには「不和」という言葉は刺激的すぎるので,「不一致」という言葉で説明する方が望ましい。対人関係上の役割をめぐる不和は，神経性大食症においてとても多く見られる問題領域である。

役割の変化

行動の変化や親しい人間関係の変化を要するような生活の変化に対応することが困難な場合である。神経性大食症において比較的多く見られる問題領域である。

対人関係の欠如

患者の社会性が乏しく，対人関係をうまく作ることができなかったり長続きさせられなかったりしてきたという場合に,「対人関係の欠如」が治療の焦点として選ばれる。

神経性大食症（bulimia nervosa）用 対人関係療法（IPT）マニュアル

　なお，うつ病のIPTにおいては「対人関係の欠如」は積極的には選ばれない。他の3つの問題領域がいずれも該当しない場合にのみ，「対人関係の欠如」を選ぶこととされている。現在のライフ・イベントと気持ちの関係に焦点を当てて治療を進めるIPTには不向きだからである。

　しかし，ウィルフリィ（Wilfley）ら[2]は，グループIPTで摂食障害の治療をする際に，むしろ積極的に「対人関係の欠如」を問題領域として選んでいる。これは，個人IPTにおいて問題領域への焦点づけによって得られる効果を損ねないように，同じ問題領域の患者を集めるということが一義的な目的である。ウィルフリィの定義づけるところの「対人関係の欠如」は，神経性大食症にはよく見られるもので，対人関係の数や範囲は適切だが，満たされなさを感じていたり，維持が難しかったりする。一見人気があったり仕事で成功していたりするが，慢性的な自尊心の低さを抱えている，というタイプである。このタイプの「対人関係の欠如」であれば，まずほとんどの患者が当てはまる，ということになる。このため，ウィルフリィらは，グループIPTを摂食障害に適用する際には，ほとんどの患者を「対人関係の欠如」とした。

　この考え方は，個人IPTにおいても，特に神経性大食症患者に対しては有効であると思われる。他人と率直な関わりができない，自分の「良い面」しか見せることができない，という患者の特徴が，過食のきっかけとなるネガティブな気持ちにつながることが多いからである。本当の気持ちを表現できないことと，過食という症状とを直接結びつける「対人間関係の欠如」の問題領域は，少なくとも第二の問題領域の候補になることが多い。

「対人関係の欠如」という言葉は蔑称にもなりうる言葉なので，患者に説明するときは，「人にどう思われるかが不安で，表面的な関係しか持てない」という言い方をする方が良いだろう。

　問題領域の決定は治療者と患者が共同して行うべきである。1つ以上

の領域が同定されたときは，治療者が取り組む順番を提案したのであれば進歩はその順番にファシリテートされる。大部分は，最もシンプルで最も解決しやすいものからまず取り組む。例えば，未解決の悲哀は比較的早く扱われることが多い。その理由の一部は，他人を変える必要がないからである。最も解決しやすい問題にまず取り組むことの利点は，一つの領域での進歩は他の領域での進歩につながることが多いことである。ある問題での進歩があると患者のやる気と全体的な有能感が強化されるだけでなく，他の領域での進歩を妨げているものが軽減したり除去されたりする。

　患者が問題領域に合意しない場合には，患者なりの意見をよく聞いてみることが必要である。例えば夫婦間の役割不和を焦点にすることを提案したときに「夫との関係よりも，実家の両親との関係を焦点とすべきだと思う」と答えた患者は，その理由を聞いてみると，「自分の病気に夫を巻き込みたくない。迷惑をかけたくない」ということであった。これがまさに夫婦間不和で扱っていくべきテーマだということを話し合っていく必要があるだろう。夫の意見を実際に聞いて，患者の言い分が正しいかどうかを確認することも役に立つ。

　問題領域を選んだら，患者の問題をIPTの視点からフォーミュレーションする（対人関係フォーミュレーション）。例えば，以下のように言う。

　○○さんは，自分がイメージしていたのと違う大学に入ってしまい，やる気のある周りの人たちとの話についていけず，孤立感が高まったのですよね。せめてスタイルさえ良くなれば，自分に自信が持てるかもしれない。お友達とももっと普通に話ができるようになるかもしれない，とダイエットを始めたのですよね。ところが，人間の身体にはダイエットをすると死なないように食べる，という装置があ

りますから、もちろん過食が始まります。そのうちに過食の方が症状の中心になってきて、〇〇さんのネガティブな感情を解消する手段になってきましたね。ネガティブな感情がどういうところから起こってくるかと言うと、例えば大きなところで言えば、自分に合っていない、自分が楽しめていない大学なのに、ご両親が苦労して入れてくださったから申し訳なくて進路変更できない、というようなところです。結果として過食がひどくなり、大学にもあまり行けず、ご両親も心配されている、というようなことになっています。その状況がますます過食をひどくしている、という構造に気づかれたと思います。また、小さなところで言えば、先週のバイト先でのやりとりですよね。本当は今具合が悪くてバイトをこれ以上増やしたくない。そもそも、急な予定変更は苦手ですよね。それなのに、突然「明日入ってくれる？」と言われ、断りたかったけれども断れなかった、その結果として、その日の過食は特にひどかったですね。このように、本当はこう思うけれども、相手に遠慮してしまって言えない、というパターンが、過食につながっていますね。

　この治療の中では、そのようなパターンに注目して、今よりももっと自分の気持ちを伝えられるように、そしてもっと自分にとって楽な環境を作っていけるように、一緒に工夫していきましょう。まずはご両親との話し合いをもっと深めて、今後の進路を考えていきましょう。また、バイト先のことなど、それ以外の人間関係でも、だんだんと、これは困るということを言えるようにしていきましょう。その際に、どういう言い方をすれば安全なのかということも一緒に考えていきましょう。そういうことができるようになれば、モヤモヤした嫌な気持ちを抱えて、早くうちに帰って過食したい、と思うことが減ってくると思いますし、ご自分にも自信がついてくると思います。

　こういう治療で、いかがですか？　よくわからないところ、あるいは、他にも取り組んでみたいことがありますか？

対人関係療法(IPT)マニュアル

中期（9〜12セッション）

中期の課題
決められた問題領域に取り組む。
話し合われている出来事と治療関係に関連した感情をモニターする。
面接室の外で患者が行うことを練習する。
対人関係スキルを向上させるために特定の技法を用いる。

　中期はうつ病のIPTと事実上同じである。うつ病のIPTでは、「前回お会いしてからいかがですか？」と質問してセッションを始め、気分と出来事を結びつけていくが、神経性大食症のIPTでは、前回受診以降で「ひどい過食があった日」に特に注目する。最初のうちは毎日が「ひどい過食」の状態であるので、ネガティブな気持ちになった出来事について聞いた方がよいだろう。

　また、「前回お会いしてからいかがですか？」と聞くと、症状についての長い説明に入ったり、あるいは、すべての出来事を報告しなければ、という義務を感じて大して重要でない詳細を話す患者もいるので、「今日、これを話してみたい、と思うことがありますか？」という質問

でも良い。特に，治療が進んでくると，患者は自分がどういう性質のことを話すべきかということがわかってくるので，この質問で十分になる。引きこもって過食ばかりしている患者の場合，「出来事」として聞くと「何もありません」と絶望的に答えることもあるので，「前回の面接の後，いかがでしたか？　考えていたこととか，起こったこととか，すごく嫌だった日とか……」というような質問をしても良いだろう。

　特に最初の頃は，患者は症状について語りたがることも多い。その際，治療者は，ほとんど直ちに焦点を問題領域に移す。例えば，患者がセッションの初めに過食がひどかったと言った場合には治療者は「大変でしたね。でも，それだけ過食がひどかったということは，ストレスにつながる何かがあったということで，治療の役に立つ何かが見つかるはずですね。どうでしょう，ご自分では，なぜ過食がひどかったのか，理由がわかりますか？」というふうに，患者に共感を伝えながら，話の焦点を対人関係に戻す。患者が執拗に症状を訴える場合には，「この病気である限り，症状としての過食は続きますよね。それは辛いことだし不安なことでしょうから，早く病気が治るように，治療をがんばっていきましょう」と「病者の役割」を強調することもある。患者は特に治療の初めのうちは，過食のきっかけを聞かれても「何も思い当たらない」と答えることが多い。そういう場合には，その日がどんな日だったかを時間を追って尋ねたり，過食をしたいという気持ちが強まってきた時間を特定し，その頃に何をしていたか，何を考えていたかを丁寧に聞き出していく。

　患者が過去について語りたがる場合にも，焦点を現在に戻す。患者が，現在の問題に取り組むよりも過去の母親との関係に取り組んだ方が良いような気がしてきた，と言ったら，「そう思われる何かがあったのですね。その気持ちが強くなったのは，いつからですか？」と，現在に焦点を戻す。

セッションの終わりには，簡単なまとめをして，その流れの中で次のセッションまでにやってみることを「宿題」と呼んでもよい。例えば，配偶者との不和が治療焦点となっている患者で，配偶者とのコミュニケーションをそのセッションで詳細に振り返り，別の言い方を考え，ロールプレイで練習した患者は，当然，それを実際にやってみる，ということが「宿題」になるだろう。また，治療者とのやりとりの中で，配偶者の真意が何なのか，根拠を示して答えられなかった患者は，それを聞いてみる，ということが「宿題」になるだろう。ただし，「宿題」に失敗はないということも明確にしておく。やると言って帰ったけれども，実際には不安になってできなかった，という患者も少なくない。そういう場合には，治療者側の役割期待が不適切だったという意味になるので，より適切な役割期待を交渉できるように，どこが難しかったのかを伝えてくれればそれで十分だ，ということを言っておく。そうしないと，「宿題」ができずに治療者の期待に応えられなかった，ということを苦にして治療から脱落するということになりかねない。

　各問題領域における戦略と技法は，うつ病のIPTと変わらないので，「対人関係療法総合ガイド」「臨床家のための対人関係療法クイックガイド」「臨床家のための対人関係入門ガイド」を参照していただきたい。以下にはその概略を示しておく。

悲哀　Grief

「悲哀」の治療目標
（1）　悲哀のプロセスを促進する。
（2）　患者が興味や人間関係を再確立できるように助ける。

「悲哀」のセッションで行うこと
（1） 事実についての詳細を聞く。
（2） 「当たり前の気持ち」を引き出す。
（3） 患者を安心させる。

対人関係上の役割をめぐる不和
Interpersonal Role Disputes

「対人関係上の役割をめぐる不和」における治療目標
（1） 不和とその段階（再交渉，行き詰まり，離別）を見極める。
（2） 選択肢を探り，行動計画を選ぶ（治療者は特定の方向に患者を導かない）。
（3） 満足できる結果が得られるように，期待を修正したり問題のあるコミュニケーションを修正したりする。

「対人関係上の役割をめぐる不和」の治療におけるポイント
（1） 不和を関係者の「役割期待のずれ」として理解するように患者を助ける。
（2） 患者が自分自身の期待を理解できるよう助ける。
（3） 患者が相手の期待を理解できるよう助ける。

不和のそれぞれの段階での戦略
（1）再交渉——より効果的なコミュニケーションができるようにしていく。
（2）行き詰まり——まずは「再交渉」の段階に移行させる。
（3）離別——「悲哀」と同様の作業をする。

役割の変化　Role Transitions

「役割の変化」の治療目標

（1）古い役割の喪失についての喪と受容。
（2）新しい役割のポジティブな側面を見る。
（3）新しい役割が「できる」という感覚を持つのに必要な新しいスキルを育てる。

「役割の変化」の治療戦略

（1）古い役割と新しい役割のポジティブな側面とネガティブな側面を検討する。
（2）失われたものについての気持ちを探る。
（3）変化そのものについての気持ちを探る。
（4）新しい役割における機会を探る。
（5）ポジティブな側面がなければ，自分でコントロールできるものを患者が見つけられるよう助ける。
（6）失われたものを現実的に評価する。
（7）感情の適切な発散を奨励する。
（8）新しい役割で必要とされるソーシャル・サポートを育てるよう励ます。
（9）新しい役割で必要とされる新しいスキルを育てるよう励ます。

対人関係の欠如　Interpersonal Deficits

「対人関係の欠如」の治療目標

　自己主張や感情表現を奨励することによって他人と親しくなる患者の能力を増し，孤立感を減じ，新しい関係を作っていけるようにする。

「対人関係の欠如」の治療戦略

（1）過去の重要な関係を，良い側面も悪い側面も含めて振り返る。
（2）対人関係において繰り返されるパターンを探る。
（3）治療者に対する患者のポジティブな気持ちやネガティブな気持ちについて話し合い，他の関係にも類似のものがないかを探る

よう患者を励ます。
（4）ロールプレイとフィードバックを広く使う。
（5）治療外での社会的やりとりを励まし，その結果を次のセッションで報告してもらう。
（6）治療関係における問題を扱う。

IPTで用いる技法
（他の精神療法と同様であるが，戦略の一部として
病気の治療として用いることが特徴）

探索的技法
　非指示的探索
　（支持的承認，話し合われている話題の拡張，受容的沈黙）
題材の直接的引き出し
感情の励まし
明確化
コミュニケーション分析
決定分析
ロールプレイ
治療関係の利用
補助的技法（契約設定，管理上の詳細）

重要な他者との同席面接

　なお，日本の臨床では，重要な他者との同席面接も積極的に取り入れてよいと考えられる。重要な他者との同席面接は，初期においては心理教育と情報収集のために主に行われるが，中期においては，引き続き心

理教育と情報収集をする他，「不和」の領域を持つ患者の場合には不和の解決のために同席してもらってもよい。中盤を過ぎて患者の症状に改善が見られてくると，それまでは真剣だった重要な他者が「手抜き」を始めることも珍しくないので，そのような事態が起こったら改めて心理教育を行うことが必要となる。その際，重要な他者を責めるのではなく，「どこのご家族でもそうなのですが，患者さんの調子が良くなってきて安心すると，もう元に戻ってもよいのかな，と思ってしまうのです。何しろ一時期は本当に大変でしたからね。でも実際には，患者さんはいっぱいいっぱいがんばって今の状態にあるわけですし，これからは治療が終わるという不安にも悩まされていくことになります。安心して治療を終えられるように，治療が終わってもご家族は変わらない，という姿をぜひ示してあげてください」というような言い方にする。

終結に向けての準備

　中期の評価が終わったあたりから，終結への準備を明らかに始める。例えば，次のように言う。

　　治療が折り返し点を過ぎましたね。ここまででも，ずいぶん進歩してきましたね。本当によくがんばってこられたと思っています。まだ8回の面接が残っていますのであわてる必要はありませんが，ここからは，今まで通りの作業を続けながら，同時に，治療が終わるということも意識してやっていきたいと思います。ご自分でも，治療が終わったときのことをイメージして，何が心配かということを考えてみたりしてください。治療の最後に，そういうことを話し合うための特別の時間を作りますが，それ以外でも，治療が終わるということについて気になることがあったらいつでも何でも話してみてください。

対人関係療法(IPT)マニュアル

終結期(2〜3セッション)
――― 治療の地固めをする

終結期の課題
・症状と対人関係問題領域における変化を振り返る。
・症状を改善し対人関係問題を解決する役に立つ，患者が得たスキルを具体的に振り返る。
・終結についての患者の気持ちを探る。
・終結は悲哀のときとなる可能性を認める。
・近い将来に問題が起こりそうな領域と，患者が再発を予防するために用いることのできそうなスキルについて話し合う。
・再発の兆候を話し合い，それについて具体的に何をするかを話し合う。

　終結期は最後の2−3セッションである。この時期には治療は隔週になっている。

　第14セッション，遅くとも第15セッションの前に，この治療が始まってから良くなったこと，良いことかどうかわからないが変わったこと，そして治療が終結するに当たって心配なことを書いてきてもらうように頼む。重要な他者が治療に関わった場合は，重要な他者にもそれを

書いてもらう。同居している重要な他者であれば，家で話し合いながら一緒に書いてもらう。その際に二人で意見が異なる場合は，どちらの意見かを明記してきてもらう。終結期のセッションは，この紙を振り返りながら行うと進めやすい。

　あと3回（2回）で治療が終わることになります。かなり心配ですか？　さて，治療をうまく終えるために，お願いしたいことがあります。次の面接までに，この治療を受け始めてからよくなったこと，よいのかどうかわからないけれども変化したこと，そして治療を終えるに当たって心配なこと，を書いてきてください。それを見ながら，治療をまとめていきます。もちろん，その間も，○○さんは毎日生きているわけですから，今までのように起こった問題や悩みをお話しいただくこともできます。両方をやっていきましょう。

　患者が「よいことかどうかわからないが変わったこと」として書いてきたことについては，その意味づけを患者と共に確認する。おそらくそれは「よくなったこと」と結論づけることができるだろう。そのことも含めて，「よくなったこと」については，患者を祝うと共に，その幅広さにも注目させるべきである。患者には次のようなことを言うとよいだろう。

　「できない自分でも仕方ない，と思えるようになった」と書いてありますね。すごいですね，完璧主義が治ってきたんですね。おもしろいですよね，治療ではこんな話を全くしなかったのに。この紙は一生とっておいてくださいね。もしもまた同じ病気になったときには，この紙をよく見て思い出してほしいのです。どういうことかと言うと，ここでは○○さんとお母さんに話し合いをよくしてもらっただけなのに，こんなにいろいろなことがよくなった，ということをよく覚えて

おいてほしいのです。具合が悪くなったときには，あそこもだめだ，ここもだめだ，と思いがちですが，それらの一つ一つに取り組まなくても，何回かお母さんと話し合う，という単純なことをするだけで，こんなに良くなるのです。

今後の心配については，「再び同じようなことになったらどうしたらよいだろうか」というテーマのものが多いだろう。その疑問には，治療で行ったことを振り返り，神経性大食症というのは，ある日突然感染するような病気ではなく，長引くときには必ず理由がある病気であり，その「理由」に取り組むスキルをこの治療で学んだのだということを思い出させる。偶然出てきた症状も，偶然治ったこともなかったのだ，ということである。

治療者は患者が将来の困難の領域を予測しておくように助けるべきである。患者からは提起されなくても，心理教育的に意味があると思われるものについては，治療者の側から「将来結婚されるときに，この病気のことを話そうと思いますか？」というような質問を投げかけてもよいだろう。

しかし，食の問題は患者の「アキレス腱」であり続けるだろう，ということも改めて説明しておく。将来困難を抱えた時期には再発するかもしれない，という意味である。何らかの症状が再発したら，役に立つ「早期警告シグナル」とみなして，自分の生活で起こっていることを振り返り，それを解決するための何らかの行動を起こすようにすれば，本格的な病気になることはないだろう，ということを伝える。

また，治療で得られた成果は基本的に患者の力によるものだということも思い出させる。「すべては先生のおかげです」という患者は多いが，「そう言っていただけるのはありがたいですが，私はここに座って，あれこれと言っていただけです。実際にご自分の生活の中で，お母さんと話し合ってこれだけの進歩を可能にしてきたのは，○○さんなのです

よ」と伝える。仮に予想できないほどのストレスによって病気が再発したとしても，病気を治すための実力もあり，その実力を発揮するためのスキルを今回の治療で身につけたのだ，ということを納得してもらうようにする。

【文　献】
1) Fairburn CG, Norman PA, Welch SL, O'Connor ME, Doll HA, Peveler RC. A prospective study of outcome in bulimia nervosa and the long-term effects of three psychological treatments. Arch Gen Psychiatry. 1995 ; 52(4) : 304-12.
2) Wilfley DE, MacKenzie KR, Welch RR, Ayres VE, Weissman MM. Interpersonal Psychotherapy for Group. New York : Basic Books ; 2000.

神経性大食症（bulimia nervosa）用 対人関係療法（IPT）マニュアル

ライフチャート

年齢	食の問題	人間関係	出来事・状況 （治療歴含む）	うつ/ 低い自己評価

親しさサークル

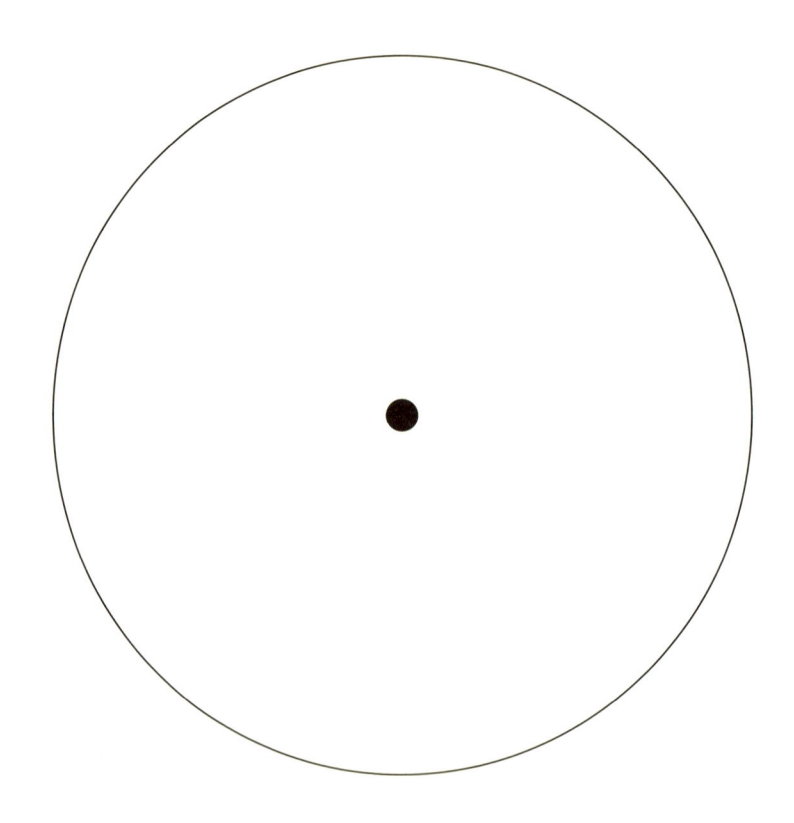

おわりに

　金剛出版からIPTの本を出していただけるというお話をいただいたとき，最初は月並みな企画を考えた。つまり，障害ごとにIPTの適用法をまとめていくようなものである。しかし，そのような趣旨であれば，IPTのフルマニュアルである「対人関係療法総合ガイド」や簡易版である「臨床家のための対人関係療法クイックガイド」がすでに十分その役割を果たしている。では，今必要とされているのはどのような本なのか，ということを熟考してみた。その結論として，障害ごとにまとめていくだけではとらえきれないIPTの「本質」を，いろいろな角度から切ってみることによって描き出してみたい，と思った。本書はそんな知的好奇心から，自分自身が読んでみたい本を書いたつもりである。IPTについて講演やワークショップをするときに，基礎的なことだけは説明できても常に「時間が足りない」と感じるが，その「足りない時間」に話したいことも，かなりの程度書けたように思う。結果としてはIPTが適用される精神科的障害のほとんどを網羅することになった。また，以前からご紹介したいと思っていたIPTの歴史についても書くことができ，肩の荷が下りた気がしている。

　いろいろな切り口から本書をまとめてみて，IPTというのは実によくできた治療法だと改めて感心した。たっぷりと感情を味わうが，同時に無駄がない。医学モデルを徹底し，「病気」ということを強調するわけだが，実際の治療では人間的な成長が起こる。つまり，科学的な知識を享受しつつ，人間が持つ力の大きさを生かし切っていると言える。また，治療者にとってもストレスが極めて少ない。IPT治療者は患者さんに好かれ感謝されることが多い。初期にはせっせと心理教育をする必要があるが，治療中盤からは治療者がそれほどがんばらなくても患者さん

おわりに

や周囲の人たちが自発的にいろいろなことを達成してくれる。戦略性の高い治療であるIPTは，治療者にとっても常に刺激的である。「IPTは感情に根づいている必要があり，治療者が退屈を感じるときはIPTから逸脱しているとき」と本文にも書いたが，治療者もまた多くを与えられる治療法であると感じている。もちろん治療が常に順調に進むわけではないが，何と言っても，信頼性の高い科学的エビデンスに支えられているので，治療がうまくいかないときには単にマニュアルに立ち返り，どこでIPTから逸脱してしまったのかを考えればよい。本書の第九章にまとめた「IPTの質を損ねる問題」も，そのヒントになれば幸いである。

このようにIPTが優れた治療法になっているのは，第一章で紹介した歴史によるところが大きいだろう。ごく大ざっぱな言い方をすれば，IPTは，「人はどういうときに病気になるのか」という観察と，「治療のどういう要素が効果的なのか」という観察に基づいて作られた治療法である。そういう意味では，徹底的に人間の現実に根づいたものであると言え，無理を感じさせず効果が上がるのも当然だと言うことができる。

そうは言っても，本文でも述べたように，私はIPTが万能だと思っているわけではなく，IPTが適した対象に用いていくべきだと信じており，鑑別治療学がさらに発展することを願っている一人である。そして，「IPTが適した対象」とは誰なのかを知るために本書が少しでも役に立つことを期待している。同時に，治療法としてはIPTが第一選択とならない対象であっても，本書で整理したようなIPTの視点は何かしら臨床家の役に立つのではないかとも思っている。

最後になりますが，日本認知療法学会での私の拙い講演を聞いて追いかけてきてくださった行動力のある金剛出版の中村奈々さん，そして20年近くも前からIPTに関心を抱いてこられ，今回も力強い後方支援をしてくださった立石正信社長に心から感謝申し上げます。また，一貫

して温かいご指導をくださっている IPT 創始者のワイスマン教授にも深謝いたします。本年3月末にニューヨークで開かれる国際 IPT 学会にも，私を招聘ゲストとして招いてくださいました。IPT との出会いを与えてくださった恩師である慶應義塾大学教授の大野裕先生にも心から感謝いたします。大野先生は，現在私が行っている厚生労働科学研究（本書付録マニュアル参照）という貴重な機会も与えてくださいました。日本における IPT の初めてのエビデンス研究になると思います。また，常に私の知的好奇心を刺激してくれている世界中の IPT 研究者と臨床家の仲間たち，そして誰よりも，治療や研究を通して多くを教えてくださっている患者さんたちに心からの感謝を申し上げます。

              2009 年 3 月
                水島　広子

理解を深めるための
対人関係療法（IPT）書籍・サイト一覧

専門家向け

対人関係療法総合ガイド（岩崎学術出版社）
M・M・ワイスマン，J・C・マーコウィッツ，G・L・クラーマン著　水島広子訳

臨床家のための対人関係療法クイックガイド（創元社）
M・M・ワイスマン，J・C・マーコウィッツ，G・L・クラーマン著　水島広子訳

グループ対人関係療法（創元社）
D・E・ウィルフリィ，K・R・マッケンジー，R・R・ウェルチ，B・E・エアズ，M・M・ワイスマン著　水島広子訳

臨床家のための対人関係療法入門ガイド（創元社）
水島広子著

DVD版　対人関係療法の実際（創元社）
水島広子著

対人関係カウンセリング（IPC）の進め方（創元社）
水島広子著

一般向け

自分でできる対人関係療法（創元社）
水島広子著

拒食症・過食症を対人関係療法で治す（紀伊國屋書店）
水島広子著

「うつ」が楽になるノート　みんなの対人関係療法（PHP研究所）
水島広子著

対人関係療法でなおす　うつ病／社交不安障害／双極性障害／気分変調障害／トラウマ・PTSD（創元社）
水島広子著

参考サイト

国際対人関係療法学会（International Society for Interpersonal Psychotherapy）
http://www.interpersonalpsychotherapy.org/　　（英語）

対人関係療法勉強会
http://www.hirokom.org/ipt/benkyo.htm　　（日本語）

【略　歴】

慶應義塾大学医学部卒業・同大学院修了（医学博士）。慶應義塾大学医学部精神神経科勤務を経て，2000年6月〜2005年8月，衆議院議員として児童虐待防止法の抜本改正などに取り組む。1997年に共訳「うつ病の対人関係療法」を出版して以来，日本における対人関係療法の第一人者として臨床に応用するとともに普及啓発に努めている。現在は，対人関係療法専門クリニック院長，慶應義塾大学医学部非常勤講師。専門家養成を目的とした対人関係療法勉強会代表世話人。

対人関係療法についての著訳書は書籍・サイト一覧参照。その他，主な著書に，「怖れを手放す　アティテューディナル・ヒーリング入門ワークショップ」（星和書店），「トラウマの現実に向き合う ── ジャッジメントを手放すということ」「摂食障害の不安に向き合う ── 対人関係療法によるアプローチ」（いずれも岩崎学術出版社），「10代の子をもつ親が知っておきたいこと」（紀伊國屋書店）など，訳書に「探すのをやめたとき愛は見つかる」（創元社）などがある。

ホームページ　http://www.hirokom.org

対人関係療法マスターブック
── 効果的な治療法の本質 ──

2009年5月30日　発行 2015年9月30日　3刷	発行者　立石正信 発行所　株式会社　金剛出版 〒112-0005　東京都文京区水道1-5-16 電話 03-3815-6661 振替 00120-6-34848 印刷 あづま堂印刷 製本 誠製本
【著　者】 水島　広子	

ISBN978-4-7724-1074-8　C3011
Printed in Japan ©2009

認知行動療法に基づいた
気分改善ツールキット
気分の落ちこみをうつ病にしないための有効な戦略

［著］＝デイヴィッド・A・クラーク　［訳］＝高橋祥友

●B5判　●並製　●264頁　●本体 **3,600**円＋税

"抑うつ"を減らし、
幸福感や喜びといった肯定的な感情を改善させるための
〈80〉の戦略を本書は提示する。

不安に悩まないためのワークブック
認知行動療法による解決法

［著］＝デビッド・A・クラーク　アーロン・T・ベック
［監訳］＝坂野雄二

●B5判　●並製　●300頁　●本体 **3,600**円＋税

不安を恐れることなく、
合理的に対処していくための生活の工夫を、
認知行動療法に基づいてワークブック形式で伝授する。

子どもの怒りに対する
認知行動療法ワークブック
認知行動療法による解決法

［著］＝デニス・G・スコドルスキー　ローレンス・スケイヒル
［監修］＝大野 裕

●B5判　●並製　●230頁　●本体 **3,000**円＋税

10の治療セッションに沿って、
感情調節、問題解決、ソーシャルスキルを学んでいけるよう構成された
「キレる」子どもに対する治療プログラム。

ストレス軽減ワークブック
認知行動療法理論に基づくストレス緩和自習書
プレッシャーを和らげ、関わりを改善し、葛藤を最小限にする単純な戦略

［著］＝ジョナサン・S・アブラモウィッツ
［監訳］＝高橋祥友

●B5判 ●並製 ●330頁 ●本体 **3,600**円＋税

CBTやSST、アサーション、リラクセーション、マインドフルネス瞑想の技法を活用した、最強の"ストレスマネジメントプログラム"。

認知行動療法 実践レッスン
エキスパートに学ぶ12の極意

［編］＝神村栄一

●A5判 ●並製 ●192頁 ●本体 **3,200**円＋税

難治例や対応に苦慮するクライエント支援のための12の秘訣をエキスパートが伝授する。中上級レベルの必読テキスト。

スキーマ療法実践ガイド
スキーマモード・アプローチ入門

［著］＝アーノウド・アーンツ　ジッタ・ヤコブ
［監訳］＝伊藤絵美

●A5判 ●上製 ●360頁 ●本体 **4,400**円＋税

境界性パーソナリティ障害など対人関係に課題を抱えたクライエント対象とする「スキーマ療法」プラクティカルガイド。

Challenge the CBTシリーズ
認知行動療法を身につける
グループとセルフヘルプのためのCBTトレーニングブック

［監修］＝伊藤絵美　石垣琢麿
［著］＝大島郁葉　安元万佑子

●B5判　●並製　●208頁　●本体 **2,800円**＋税

シリーズ「Challenge the CBT」第2弾。
クライエントの症例に応じたオーダーメイド型CBTを学ぶ
グループとセルフヘルプのための一冊。

Challenge the CBTシリーズ
認知行動療法を提供する
クライアントとともに歩む実践家のためのガイドブック

［監修］＝伊藤絵美　石垣琢麿
［著］＝大島郁葉　葉柴陽子　和田聡美　山本裕美子

●B5判　●並製　●240頁　●本体 **3,200円**＋税

『認知行動療法を身につける』を上手に使って、
うつ・ストレス・不安に対処するための
トレーナー必携マニュアル！

認知行動療法を学ぶ
［編］＝下山晴彦

●A5判　●並製　●348頁　●本体 **3,600円**＋税

認知行動療法の基礎スキルから
臨床現場での実践方法まで、
最新形の認知行動療法を体系的に学ぶための
18講義。